天下雜誌出版
CommonWealth
Mag. Publishing

中西合療抗癌逆轉勝

台中慈濟醫院中醫腫瘤科主任
莊佳穎——著

從預防、治療到痊癒，調整體質，
強化身體的免疫力與復原力，
有效擊退常見癌症的威脅。

目錄

第一輯　糾正身體的偏差，預防癌症

——推薦序——

中西醫和弦，共譜病人福音

台中慈濟醫院院長　簡守信

一年多前，三義慈濟中醫醫院落成啟用時，我告訴鄉親：「中醫院在這裡，旁邊是靜思堂，再旁邊是茶書院，來看診走一趟，『病』應該好了一半，因為身心靈都照顧到了。」我也相信，像三義這所具有特色的中醫醫院，中西醫可以整合，在中醫醫院有西醫門診，也能夠跟長照和社區結合，將以此證明台灣的醫療水平有在地特色又有前瞻性。

深刻記得，證嚴上人曾開示，當初決定要蓋花蓮慈濟醫院時，就期待中西醫相合。而今慈濟醫療體系醫院都具備中醫與西醫的各科合和互協，正是上人信念落實的明證。我也認為，病絕對不是獨立的，是許多因素糾結在一起，而中醫就是以「病一定要從全方位去思考」為思維，不是單方面地只考慮到細胞、器官，因此中西醫整合與結合是非常重要的。

不只我個人在推動醫院中西醫合治的過程有這樣的認知，二〇一九年世界衛生組織（WHO）首次將傳統中醫列入年度《全球醫學綱要》，提供全球醫師參考，也已認證針灸可以治療的疾病多達上百種！可見得中醫師群是如何努力去證明中醫在疾病治療的效果，莊佳穎醫師也是其中深具潛力的醫師之一。

全方位體貼病人的思維

莊醫師從住院醫師到主治醫師都在台中慈濟醫院中醫部服務，她透過研究實證，證明中西醫合治可以處理棘手的大病。從她整理的個案，可以看見中西醫處理病人疾病時，各自從基本醫理找出互通脈絡，彼此搭配互補，找出在療程中對病人最有利的方式，讀者從其中可以看見「全方位」體貼病人的脈絡所在，這也是我強調的全方位思維之所在。

莊醫師將中醫在癌症治療的角色定位為「護航」病人，配合西醫病理類型的診斷基礎，不論採行開刀、電療、化療等不同階段，設計出中醫的方案，以提高療效並減少後遺症；不同階段的方案也都有中醫最擅長的「體質調整」介入，確保病人治療過程的生活品質，讓病人更有信心面對艱苦的療程。

感謝佳穎醫師能在忙碌的醫療工作外，整理中西醫合治的不同案例，提供大眾理解與參考，指引面對病苦者一個思考方向。從身體出發，安定心的徬徨，進而在疾病歷程中提升面對生命課題的靈性。

推薦序

佛心師志的生命旅程

台中慈濟醫院副院長　王人澍

親愛的讀者們，在這個瞬息萬變的世界裡，我們時常忽略了身體與心靈的細微訊息，而這些訊息正是生命的旅程中最重要的指南。今天，我們邀請你一同走進《中西合療，抗癌逆轉勝》的世界，這是一本彷彿有著數十道光芒的書，每一道光芒都是一位患者的故事，一段生命的旅程。

這是一本關於中醫的書。在這書中，我們將身心靈的平衡視為一種藝術，由莊醫師嫻熟地描繪，結合中西合療的精髓。這不僅僅是一本關於疾病和治療的書，更是關於生命奇蹟與希望的集結。

集結治療的科學與藝術

每一則生命故事都是一扇窗，透過它，我們看到了生病、康復、堅韌和愛的故事。莊醫師筆下描述的內容彷彿是一位良醫的音符，將生命的樂章演奏得淋漓盡致。在這裡，我們不僅學習到醫療的科學，更感受到治療的藝術。

或許，你會在這本書中找到自己的影子；或許，你會在某一則故事中找到了心靈的慰藉；無論如何，這是一趟關於尋找生命、擁抱健康的旅程。讓我們攜手前行，感受其中的溫暖、智慧，並在莊醫師的診間故事中，找到屬於自己的醫治之道。

願你們在這裡，感受到生命的美好，擁抱健康的溫暖。

祝福你。

——推薦序——

扎實的論述，照見醫者的細膩與溫暖

台中慈濟醫院癌症中心暨血液腫瘤科主任　李典錕

我跟莊佳穎醫師相識，是從她在台中慈濟醫院擔任中醫部的住院醫師開始。當時在中西醫臨床研究中心陳建仲主任、中國醫藥大學學士後醫學系張東迪老師和黃進明老師的指導下，台中慈濟醫院開始了每個星期一次的中西醫腫瘤研究討論會，主要討論中醫治療腫瘤的相關研究。

當時，我擔任血液腫瘤科主任，兼任癌症中心主任。我參加這個會議，除了提供關於西醫腫瘤學相關知識外，也讓我這個西醫師學習到中醫師如何治療癌症的觀念和角度。這個會議從民國一〇二年十月開始，到現在已經十年。我的人生除了工作上的本職學科外，很少有一件事可以堅持做這麼久，感謝團隊成員一直以來的努力。

莊醫師目前除了參與每星期一次的中西醫癌症研究會議外，也負責主持慈濟大愛電視的「大愛學漢醫」節目和參與其他大愛醫療節目的製作，還經營Facebook「莊醫師暢談中醫腫瘤」粉絲專頁。她的臨床工作包括中醫部門診、病房照會，還有對於見習醫師、實習醫師、住院醫師和護理師的教學指導。這些非常巨大的工作量固然對醫師有很大的壓力和勞心勞力，但也幫助莊醫師快速增進專業知識，廣泛學習。

她在這些知識上的進步可以從這本書的內容得見一二。本書針對的治療疾病包含中醫腫瘤疾病，還有食療部分。中醫的理論基礎和西醫是不同的，各自有自己的理論架構。書中每篇文章的開始，是從個案的疾病症狀開始講述，適時加入中醫理論；除了旁徵博引中醫古籍和現代中醫研究外，又有自己的見解，內容十分廣泛，讓人了解到莊醫師的淵博學識。

除了這些重要的中醫知識和經驗分享外，大家也可以透過這本書感受到莊醫師關心病人的細膩精神。癌症並不是一般常見的傷風感冒腸胃炎，治療上除了棘手之外，疾病和治療都會對病人和病人家庭造成重大的影響，包括心理精神層面，還有彼此之間的互動。

醫生緣，主人福

我的癌症病人有些接受中西醫共同照顧，所以部分病人同時是莊醫師的病人。由於癌症並不是一個可以完全根治的疾病，尤其是末期癌症，治療上的挫折再加上病人的癌症症狀如疼痛、無食慾、虛弱無力、呼吸喘、失眠、掉髮和容貌上的改變，還有病人心理上的壓力，如無助、徬徨、生氣、憂鬱等，使得醫師不只要面對疾病本身，還要關照病人的心理反應，這些都需要醫師的細微觀察能力和同理心。

莊醫師的門診常有許多在外院診斷為癌症，卻轉來台中慈濟醫院接受治療的病患。我想，原因除了莊醫師醫術高超外，主要是她還有一顆溫軟的心。醫師緣，主人福；莊醫師的病人都是有福氣的人。

很高興莊醫師將自己治療癌症的經驗集結成書，向一般大眾和專業領域人士分享自己的中醫知識和心得。透過這本書，病患可以了解疾病和中醫的相關知識；中醫專業人士可以互相切磋專業知識與分享經驗。個人認為，近一百年西醫的快速發展，是受惠於分子生物學、統計學、基礎實驗與臨床試驗方法的進步發展；還有網際網路，促成知識分享的迅速和廣大；希望現代的中醫師也可以透過這些工具的進步，為中醫學帶來突破和創新。

——推薦序——

字裡行間不藏私的溫柔叮嚀

「大愛學漢醫」製作人　黃秀華

「大愛學漢醫」是一個週一到週五傍晚六點在慈濟大愛電視播出的帶狀節目。傍晚六點是個需要娛樂放鬆的時刻，同時段的其他電視台正在播出熱門卡通及益智綜藝。而我們節目的其中一位講者——莊佳穎醫師，則講述著人在天地之間，如何運用智慧，藉著花、草、樹、石，療癒身心。

莊醫師跟所有敬業的醫師相同，看診總是超時，下診要巡病房、會診、探望居家病人，但總是能擠出時間跟製作人員開會（嚴格來說是為我們上課）。一天十二分鐘的節目，背後常常是每週三至五小時的大開眼界，聆聽莊醫師引經據典，分析個案，面對重症病人如何拆解病機下處方。莊醫師解說時展現出的自信和霸氣，每每到我們產出腳本、後製剪輯時，都還讓人回味無窮。深層來說，也使這個節目出現了時代感，有個十分迫切想要傳播給大眾的訊息：這一代的年輕中醫師，真的很不同！

給予重症患者一個解方

像莊醫師這樣中西醫雙修、具有雙重執照，選擇重症難症去專研，常常能在病人病情綿延求助無門時，給予一個解方，這是身在台灣的我們無比的福氣。當然，也要大家願意打開心房，破除對中醫的種種刻板印象，才能夠知道該怎麼去獲得醫生緣這種好福氣，而這是我們節目的職責了。

這本書的出版即是基於這樣的初衷。莊醫師常常在診間苦口婆心對病人衛教，又怕有未竟之處，常常叫他們要去看「大愛學漢醫」

某集節目，但對長輩們來說，搜尋 YouTube 是一個挑戰。如今把節目內容集結成書，有需要的人可以隨時按圖索驥，找到相關的健康資訊，十分便利。書中除了保留節目所有的精華，還有莊醫師徹夜監修補充，句句都是不藏私的溫柔叮嚀。

自序

為病人與家屬提供有價值的治療指南

《中西合療，抗癌逆轉勝》是選擇「大愛學漢醫」節目播出的中西合療癌症專題，編修成冊，內容除了記錄我多年來在醫療領域中的耕耘點滴外，每一個醫療故事更承載著台中慈濟醫院的深厚底蘊；更特別感謝簡守信院長的智慧領導，以及王人澍副院長還有中醫部陳建仲主任、黃仲諄主任一路以來的栽培，讓這片土地擁有了現在豐沛的醫療資源，使我得以在這個富饒的環境中茁壯成長。在這裡，我想向諸多敬重的師長們深深致上誠摯的謝意。

中西合療，在醫學領域是一種融合傳統中醫與現代西醫的理念以及治療方法的醫學模式，其獨特的綜合性質使其在處理一系列疾病和症狀上，顯得格外重要。這種整合性的方法能夠結合中醫的中藥、針灸、推拿，以及西醫的現代藥物、手術等治療手段，可以在疾病的多個層面上發揮作用，提高治療效果。另外，由於每個人的身體狀況和健康需求不同，中西合療可以更滿足個體化治療的需求，制定更為適合的治療方案；能在預防疾病、提高免疫力等方面，發揮積極的作用；更能發揮標本兼治、防微杜漸，維護整個健康的作用。

然而，中西合療在實際應用上仍然面臨一些挑戰，例如醫療體系的整合、專業人才的培養等。未來，希望透過政府的支持和相關醫療體系的不斷完善，讓中西合療發揮更全面的效能。

這本書不僅是我個人的成就，更是我對慈濟醫療的致敬之作，特別是台中慈濟醫院在醫療實踐中積極採納中西合療的優勢，展現了人文關懷、全球視野、整合醫療等特色，提供綜合的醫療服務，此卓越的價值觀有助於更全面地滿足患者的需求。透過這本書，我希望能夠向讀者展示台中慈濟醫院在中西合療的獨到之處。

以文字的溫度支持患者對抗病魔

我撰寫這本書的初衷，除了針對我在診間忙碌時無法充分進行衛教說明的患者們，提供一個獲取正確醫療資訊的途徑，更重要的是，希望能夠為患者及其家屬提供有價值的中西合療經驗和指引。

平常在醫院的看診時間，每次都有一、兩百位病人掛號等候，許多人坐著輪椅進來，他們希望能從醫師這裡得到幫助的渴求眼神，讓我看了很不捨。但我實在沒有太多時間多做說明，所以，我利用上電視節目的機會，盡可能把我所能想到一般民眾對於中醫治療重症的疑惑，解釋清楚。

我在這本書裡收錄了多年以來的臨床經驗故事，希望透過文字的溫度，讓讀者更加了解中西醫合療的重要性，看見中醫在面對癌症時如何分析與治理、調理，以及飲食衛教等，期許能給那些正在與病魔對抗的患者力量；而有癌症家族史的人，也可以從中知道該如何避免癌症。此外，也希望有志於中西醫合療的醫學系學生，可以從這本書得到相關的基礎知識。畢竟一個人的能力有限，未來如果能有更多人投入，就會有更多需要照護的癌症病人受益。我希望這本書能成為患者家屬的指南，讓他們更深入了解患者的病情及相應的治療選擇，以更有效地參與和支持患者的康復過程。

我也期待讀者們能好好利用這本書，更全面地了解健康以及癌症治療的方方面面，並在有醫療需求時，於這份知識中找到對自己和親人最適合的道路。

衷心祝福大家。

—前言—

中西醫合療，最體貼病人的治療趨勢

不久前，一位六十五歲的阿伯來診間，憂慮地跟我說，他切除了直腸癌腫瘤，做過放療、化療，術後飲食清淡養生、規律運動，但兩年後又復發；打完標靶後，腫瘤的指數也沒有下降。他該做的都做了，還能怎麼辦？

我建議他可以試試中西醫合療，這是最體貼病患的治療方式。什麼是中西醫合療呢？

中西醫合療，擷取雙方優點

中西醫合療，就是結合中醫和西醫的優點，兩方創造一個共識，依據不同的疾病，比如糖尿病，就找中西醫糖尿病領域的專家，透過溝通找出合作模式，然後各自發揮專長，共同治療病人，讓他們的身體往最好的方向發展。

要如何協調合作模式？如果西醫師不懂中醫，中醫師不懂西醫，雙方沒有共同的語言，基本上很難聯手治療，這時醫學教育就顯得相當重要。

大概在三十幾年前，台灣的《醫師法》就有規定，中醫師一定要修滿西醫學分才能執業。現在許多從中醫系畢業的醫師，都有西醫及中醫師雙執照；新一輩的西醫師，同樣也要修中醫學分。之所以如此，是因為中西醫在診斷上的方式很不同，使用的病名也很不一樣，必須要了解彼此的語言才能溝通。

比如病人經西醫診斷是糖尿病，中醫會認為是痰濕體質，因為病人只要吃到一點點甜，就開始覺得口乾舌燥，整個人很昏沉，一驗血糖就會發現血糖升高，導致免疫力變差，很容易間接造成泌尿道感染，引起排尿不適感等症狀。中醫可能會診斷是脾氣虛的痰濕下注，治療一、兩個月之後，判斷痰濕體質已經調整過來，脾氣虛也已經改善，但是糖尿病到底好了沒？這時就必須藉由西醫的科學儀器，再測一下血糖、尿蛋白、醣化血色素，看有沒有恢復正常值。也就是說，中醫是看整體的徵象轉好，但是在微小的組織層面，得借助西方醫學科學化的儀器來確定。

所以當醫師同時具有中醫與西醫的知識時，就能依據病患的病情與身體狀況提供多面向的建議，並在病人有需要時，轉介西醫或中醫共同治療。

中西聯手治療癌症

癌症是國人第一大死因，人人聞癌色變。如何幫助癌症病人獲得良好治療，是重要的課題。癌症病人必須配合西醫師，先確定病理型態類型，是不是需要手術切除，然後中醫在癌症治療的基礎上，加入更有效的治療方案，藉此提高療效。

比如直腸癌復發的這位阿伯，病灶是在骨盆腔，中醫就會用一些「引經藥」，例如小茴香、艾葉、桂枝茯苓丸等，這些藥物可以改善骨盆腔的循環。另外，因為標靶治療有副作用，伯伯打完之後，全身起皮疹，也影響到他的胃口，出現一些腸胃道的反應，降低他對治療效果的信心，這時就針對性用藥，給他服用甘露消毒丹。當他的皮疹消了，胃口也變好，在一個良好的體力基礎上接受腫瘤治療，療程自然也會更有效。

再來就是中醫最擅長的調整體質的部分。這位伯伯作息都正常，但還是復發，表示身體一定有適合腫瘤生長的環境。因為伯伯年輕時長期工作勞累，形成陰血虛的體質，再加上腸胃不好，加重痰濕體質的形成，卻一直沒有調整，所以腫瘤在適合生長的環境下又復發了。於是，我開適合他體質的抗癌性中藥，配合西醫原本的抗癌治療，一個月之後再驗，他的腫瘤指數就下降了。

中醫協力手術前後的調養

另外，手術前後的調養，也是中西醫常合作的部分。許多人不知道手術前更應該接受中醫調養，利用中藥增強心肺功能的耐受度，以接受全身麻醉。利用中藥引經藥的概念，讓手術局部循環良好，手術就能比較順利，也能促進術後組織修復。尤其心肺功能不佳的老人家、身體虛弱的患者，在手術前給予補養腎氣的藥物，更能先讓身體處於一個比較好的狀態，再接受手術，以減少術後的後遺症，達到事半功倍的效果。

外科醫師經常在術後告訴有經過術前中醫調養的患者，覺得手術進行得比預期順利，術中時間比預期短，術後傷口也比預期更快癒合，稱讚患者身體調養得很好。最常見的就是動腹腔手術的患者，例如肝癌、胃癌、大腸癌的切除手術，必須切除一段腸道，甚至動到比較大範圍的器官切除、淋巴結切除等，患者經過良好的中醫術前調養，加上術後西醫團隊與中醫團隊共同悉心照顧，通常預後良好且在很短的時間內出院。

術後調養主要是補氣和疏通，比如手術完之後整個人氣血虛，腸子沒辦法蠕動，一直不排便、不排氣，也沒辦法進食，人就一直消瘦下去。這時會診的中醫師會幫病人針灸，補補元氣，促進腸蠕動，不久之後就通便，也排氣了；當他開始正常飲水和進食後，體重就會慢慢恢復。

但有些人會自己抓一些自認補氣養血的藥物，像是四物湯、八珍湯、十全大補湯，覺得術後可以促進氣血恢復，卻不知道有時在傷口嚴重發炎的狀態下，亂用補氣血的藥物會造成「上火」，反而不利於傷口修復，造成反效果。其實中醫腫瘤科針對癌症術後患者使用的藥物，須有利於調養癌症體質，以便能順利銜接後續的化療、放療等療程。所以真正的中西醫合療，務必在專業醫師雙方的討論合作下，才能做出對患者最體貼、也最有效的治療。

現在中西醫合療效果已經愈來愈明確，包括癌症、中風、呼吸道疾病、顱腦損傷，健保都有給付中西醫合療的部分負擔，以減輕病人與家屬的經濟壓力，民眾可善加利用；而假若有一天罹病，中西醫合療，也是病人好好照顧自己的一種權利！

第一輯

糾正身體的偏差，預防癌症

容易罹癌的身體微環境，和個人的體質有很大的關係。一般來說，只要是痰、濕、瘀的體質都很適合腫塊生長。又如果身體的正氣不足，沒有辦法抵抗邪氣，也就是無法抵擋外在環境當中不利於身體健康的因子，無法把身體的微環境變成正常，腫塊就會一直累積，最後變成惡性腫瘤。

中醫的看法跟現代醫學理論其實類似。現代醫學認為，癌症的發生一定先是免疫系統失調，使身體的微環境出了問題。我們的身體時時刻刻都在產生 DNA 突變，但只要 DNA 一突變，就會有一個修復機制把 DNA 修復過來，或是藉由免疫系統偵測到損壞或癌變的細胞，然後消滅它。但如果身體的免疫機制被破壞，讓突變的 DNA 有機會生長，有一天就變成惡性腫瘤，這叫做「免疫逃脫」(immune escape)，指的是癌細胞在逃脫。

所以，不論是西醫或中醫，認為惡性腫瘤發生的第一步都是免疫功能不足；中醫強調要調整體質，就是要改變身體的微環境，避免癌症發生。

第一章

血瘀

身體裡有過多的廢物雜質堆積，導致生病。

有些年輕女性喜歡吃冰冷食物，當月經來時便發生經痛，甚至是刺痛，痛得在床上打滾，什麼事都不能做，非常難受，在中醫看來，就是「瘀」的現象。

來看「瘀」的古字：

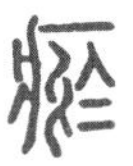

瘀是很多的「淤」泥，再加一個病字邊。中醫講「瘀」，就是

身體裡有過多的雜質堆積，導致生病。如何判別身體有沒有廢物堆積呢？中醫運用四診「望、聞、問、切」，從蛛絲馬跡就能判別病人的狀況。

臉色暗黑，氣血運行不佳

人的氣血如果順暢，看起來就會比較光亮、有光澤，光彩奕奕、精神奕奕。但是如果有很多廢物堆積，氣血運行不順暢，就會看起來臉色暗黑、指甲暗黑，嘴唇也黯淡無光，或者長很多黑斑、不正常的黑痣、贅生物、贅疣等，這些症狀表現就表示有瘀血。

中醫很擅長處理黑斑、黑痣，在臨床上會用活血化瘀的方法來去除黑斑。很多人找中醫美容，比如有些人臉上會長很多斑點，打了雷射之後又長出來，這時如果用中醫調養體質，我們可能會給當歸、川芎等具有活血的藥，吃了臉色變亮，人就不會看起來那麼黑了。

我們也透過脈診（切診）診斷，如果發現脈象不流暢，代表氣血運行不佳，有代謝廢物聚集。心血管系統不流暢，導致血管阻塞，比較極端的狀況像心肌梗塞、腦中風、腦梗塞、血管炎等。有些人還沒有那麼嚴重，但常覺得走路就會胸悶，胸口一陣刺痛，這也是重要的血瘀象徵，可能是狹心症、心肌梗塞的前兆。這時去西醫做檢查，還不到心肌梗塞的情況；但如果做心導管檢查，就會發現真的有血管阻塞的現象。

很多老人家或者是四、五十歲的人，平常有高血脂、高膽固醇的疾病，常走路頭會暈，西醫只能請病患多保養，用阿斯匹靈等抗凝血劑，讓血管流暢，改善血瘀狀態。中醫對血瘀的治療也有同樣的看法，會用丹參等活血養心的藥物來幫助血瘀證的病人。**血瘀在中醫是即將邁入重症的證型，不能掉以輕心。**

所有的痛症都是血瘀

中醫說：「不通則痛，痛則不通」，諸痛症皆是血瘀。問診時，我們會詢問病患自覺的症狀，像各類痛症，會感到刺痛的，就可以判斷可能是血瘀證。例如，有的女性經痛很嚴重，會有刺痛感，痛到在床上打滾。還有很多長期偏頭痛的病人，到了季節變化、壓力大的時候，偏頭痛就發作了；因為是椎心刺骨的痛，痛到想用手去揉散，這就是血瘀的表現，很多人可能會買止痛藥來吃，但只能暫時緩解。

中醫有個藥方「川芎茶調散」，《本草綱目》裡有段記載川芎的功效：「上行頭目、下調經水」，說明這味藥可以往上通、往下通都沒問題，包括頭面部的血瘀、受到風寒的頭痛，或女性經痛等，經過一段時間調理，就可以改善血液循環不順暢，緩解長年的頭痛以及經痛的問題。

中醫師經常會提醒體虛的人不要吃冰，因為冰和寒涼食物容易導致經痛，但並不是每一個女性吃冰都會導致經痛，為什麼會有這樣的差別呢？通常是偏虛寒或陽虛體質的人才會經痛，因為這種體質的人氣血較虛，如果又吃冰，寒氣造成氣血的收引，導致氣血運行更不順暢，就會血瘀在骨盆腔。每次經期期間，中醫用「少腹逐瘀湯」調理，可以緩解改善瘀血不順暢的情況；再用乾薑、小茴香、艾葉可以暖宮的藥處理陽虛的狀態，就不會有血瘀的情況了。

癌是血瘀的極端

血瘀到很嚴重的狀況會危及生命，像是腫瘤，尤其是令人聞之色變的癌症。

前面提到，血瘀是身體的代謝廢物堵塞了氣血，很多狀態是無形、看不到的，但其實已經在產生了。來看「癌」的古字：

「癌」是山上堆積了很多石頭，癌其實就是代謝廢物堆積。中醫在治療腫瘤的病人，都會用到劑量比例相對重的活血化瘀藥物，因為腫瘤已經是瘀證最終極的狀態了。

比如說零期癌，小小的可能一、兩公分的腫瘤，透過健康檢查發現再手術切除後，醫生說不用化療，追蹤就好，可是病人可能會懷疑真的好了嗎？下次又再長怎麼辦？如果身體長這些腫瘤，就算已經切掉了，一定還要找中醫調理，因為血瘀的狀態一定要調整。

不過，講到血瘀就一定得講到氣滯，也就是氣鬱，因為氣和血走在一起，彼此互為關連。氣滯血瘀得從原因去預防，《黃帝內經》告訴我們：「余知百病生於氣也，怒則氣上，喜則氣緩，悲則氣消，恐則氣下，寒則氣收，炅則氣泄，驚則氣亂，勞則氣耗，思則氣結。」**氣是從情緒來的，所以，氣血失常的病，很容易是因為各式**

各樣異常的情緒而來，所以第一步還是要調整自己的情緒。像是經常抑鬱、生悶氣、無法化解情緒、總是悶在心裡的人容易氣滯血瘀。

現代醫學發現，憂鬱的人的確比較容易有心血管發炎，導致循環障礙的問題；再來就是容易杞人憂天，經常把負面情緒放大、容易焦慮的人，也會導致病情加重。還有研究調查，一個經常發生戰亂，整體社會環境緊張的地方，居民的腫瘤發生率也會比較高，這是因為癌症和焦慮情緒有很大的關係。

但是很多人會說，我就是很容易生悶氣，也很容易焦慮，怎麼辦？一般來說，身體健康平衡的人，也許暫時還不用太在意調整情緒的問題，可是如果身體有罹癌的風險，比如有家族遺傳的人，卻又不改變思考習慣，那就真的是跟自己過不去了。不過，這種情況中醫還是有辦法幫忙。針對情緒不穩定的人，我會給他具有解鬱、安神功效的甘麥大棗湯茶飲，對他的情緒可以有所幫助。

體質可以變換

中醫有一個重要的概念，認為體質是會變化、複合性的，不是今天是這個體質，永遠就是這個體質；像血瘀證，常常是很多體質兼夾的結果，它是慢性、長期累積的。

很多人會問我，調體質到底要調多久？一般來說，如果是虛證，像是氣虛、血虛、陽虛體質的人，一般來說三個月。體質變換是以三個月為主。但如果是長期、慢性的重症病人，通常一年的病，大概要調整半年；如果是兩年的病，就調一年；若是十幾年的病，三年會好就很不錯了。通常生病的體質狀態愈久，要調回去的時間也就愈長。

大家平常有沒有好好對待自己？中醫強調，平常就要預防保健，包括從飲食、生活起居、運動等比較溫和的方法，來糾正身體的偏差；等到沒有辦法用這些方式糾正回來，就必須要找中醫。所以，提早認識自己的身體，透過對自我體質的了解，提早保養，就能避免發生重症。

第二章

痰濕

人體代謝功能失調，多餘水分停滯體內。

最近有一位小女生找我看減肥，到了診間就哭喪著臉說：「莊醫師，你一定要救救我！」我趕緊問：「怎麼了？」

她抱怨自己怎麼吃怎麼胖，連喝水都胖，即使每天只吃生菜沙拉，可是臉還是這麼腫，身體腫得像冬瓜一樣，拜託我一定要救她！

我一診她的脈，都是痰濕的脈象；再看一下她的舌頭有厚厚的舌苔；然後再看她的臉，真的都是泡泡的；這就是很典型的痰濕體質。

痰濕體質，喜吃甜食油膩的食物

中醫指的「痰」，是身體水液代謝過程不暢通產生的廢物堆積。所以，痰濕是指人體臟腑功能失調，多餘水分停滯體內，讓濕氣排不出去而聚濕成痰。

台灣人大多有痰濕體質，因為台灣四面環海，屬於海島型氣候。冬天有東北季風，又濕又冷；夏天也有颱風帶來的水氣，潮濕悶熱。因為環境氣候的影響，體內長期吸入外界所帶來的濕氣，若未能排出，便助長痰濕的情況。

痰濕體質也跟飲食有關。痰濕體質的人有一個特徵，平常很喜歡吃甜食，以及油膩膩、高熱量的食物，因為「肥者令人內熱，甘者令人中滿」，覺得吃完之後心情比較愉快，也比較有精神，可是過了沒多久，又會覺得很累。這就是所謂的脾虛，吃進去的東西，沒有辦法變成真正的營養，只是血糖暫時提高，讓你興奮一下而已。所以，如果常常吃這些油膩膩、肥甘厚味的東西，吃到後來，就會讓脾運作不足，造成很多代謝廢物的堆積，形成糖尿病等三高症狀。

想要減肥的小女生，她喝進去的水，無法經由排尿排出來，發汗也發不出來，身體就會變腫腫的。我開一些麻杏薏甘湯，幫助她把身體多餘的水分代謝出去。總括來說，只要身體的代謝出了障礙，就是中醫師說的痰濕。

痰濕體質的人易有沉重感

也許有人會說：我沒有糖尿病，也沒有代謝症候群，怎麼知道是不是痰濕體質？其實有一個很典型的症狀就是「重」。

很多人到我的診間問我，說他都已經睡很飽了，可是一直很沒精神，頭都重重的，好像被厚毛巾裹住頭的感覺，提不起勁來。這個症狀在中醫有一個名詞，叫做「頭重如裹」，就好像頭上裹著很重的毛巾一樣，這就是很典型的濕氣症狀。

痰濕體質分成兩種。一種是比較屬於寒性的寒濕體質，比較怕冷，女性會白帶很多、覺得很累，所以冰的食物不能再吃。另一種是比較屬於熱性的濕熱體質，身體的代謝廢物排不出去，已經變成發炎的狀態。

有一位年輕男性因為痘痘問題來找我。他整張臉看起來油油的，滿臉痘痘，裡面都是一些膿，還有髮際線已經有後退、脫髮的現象，這就是典型的濕熱體質。因為他平常就喜歡吃炸烤辣的食物，也喜歡熬夜，讓身體處於這種發炎狀態。

台灣有夜市文化，大家很喜歡吃夜市的小吃，當中很多都是油炸的，或是有很多勾芡、裹粉，此類食物都是屬於膏粱厚味的範疇，濕熱體質的人都不能吃。但很多人會說：「我就是很喜歡逛夜市、吃小吃，那該怎麼辦呢？」那就先好好調理身體，把氣血調成比較平衡的狀態，一、兩個禮拜吃一點小吃，享受一下，就沒有太大問題。

但要特別注意的是，濕熱體質是一些癌症的好發體質，像是子宮內膜癌、大腸癌、頭頸癌，就是因為體質濕熱加上長期吃這種膏粱厚味，時間久了，細胞就容易變性成為癌症。

痰濕體質的防癌之道

身體的水分和津液如果化不掉，就會凝聚在身體裡面，成為形成腫瘤的原因之一。清代的《雜病源流犀燭》提到「百病皆為痰作祟」，隋代的《諸病源候論》也提到「痰為百病之源」，就是說各種疑難雜症都跟痰有關。

肥胖的人多痰濕，《黃帝內經》把肥胖的人分三種：脂人、膏人和肉人。「脂人」就是脂肪很多，肉很鬆軟，走路時身上的肉會彈來彈去，整個人就是像一顆球胖得很均勻，這一類人的體質比較偏陽虛；「膏人」就是中廣身材，肥在肚子，像有個游泳圈，這是身體津液代謝不夠暢通導致，比較屬於痰濕體質；「肉人」就是相撲選手那種肌肉很豐厚的人，體質較為健康、平衡。由於脂人和膏人都是比較容易引起癌症的體質，如果經常感到疲倦、胸悶，且大便黏膩、舌苔白膩，又是中廣身材，還有家族癌症病史，就必須要認真預防。

有些人會說，這個不能吃、那個不能做，豈不是限制了生活上的一些享受？反正目前的痰濕狀況還不是很嚴重，調整體質真的有很積極的意義嗎？

有一個大腸癌家族史的病人，來找我要調大腸息肉症。他是濕熱體質，我告訴他麵包、糕點都不能再吃了，一定要認真調整體質，連續三年做大腸鏡檢查都正常，才可以停飲食禁忌。他說很難做到，因為他太喜歡吃美食、甜食了。結果，過了三年，他罹患大腸癌在做化療，再來找我幫他做化療癌症體質的調養。這個時候，我們在心裡都默默嘆了一口氣，如果早一點好好調養，把濕熱體質調整過來，現在也不用受這麼大的苦。

痰濕體質的保健大原則就是祛濕。可以選擇一些化痰利濕的食物，像是紅豆、薏仁、黑豆、白扁豆、四神湯，幫助身體把多餘的水分排出去。

屬於比較寒濕的人，適合吃一些會化濕、但比較溫性的食物，例如炒菜時可以多放點薑片或幾片陳皮，也可以喝生薑茶[1]。

濕熱體質的人，可以多吃一些可以軟堅散結、有助於消除身體一些腫塊的食物，像是海藻、海帶、冬瓜，這些東西都有助於化痰。

痰濕體質的人容易氣血運行不順暢，所以運動也很重要。一聽到要運動，很多人就覺得懶。但其實排除濕氣不需要太劇烈的運動，例如去公園快走五分鐘，也可以打打太極拳、做八段錦；每天五到十分鐘，讓身體出點汗就可以了；日積月累下來，痰濕體質就會慢慢改變。

還有生活的環境也很重要。台灣屬於海島型氣候，濕氣很重，很多小朋友一到下雨天，就開始流鼻水，或眼睛癢、鼻子癢，對環境很過敏；還有些有慢性肺炎、支氣管炎的老人家，天氣潮濕就會喘；或有不少老人家下雨天關節就會痛；這就是中醫所說的濕痹。所以在這時候要開除濕機，讓濕度維持在55％左右，環境乾爽，身體也會舒服一點。

總之，改變生活習慣，糾正飲食、平衡氣血，是一個日積月累、漫長的過程，一定要有耐心和毅力，對身體絕對有很大的好處。提早把身體調整到平衡的狀況，日後還是可以享受快樂人生，何樂不為呢？

1 祛濕生薑茶飲作法：砂仁十克，生薑二十克，兩藥均搗爛，用五百毫升（C.C.）的開水浸泡片刻，即可作茶飲服用。

第三章

陰虛

身體陰液不足，經常有烘熱感。

很多女生來到診間問我：「醫生啊，我最近常常身體一陣陣熱起來，口乾舌燥，我是不是更年期？」我說：「小姐，你才三十歲。」

有些男生到我的診間，也問：「醫生，我常覺得身體一陣熱，難道我也是更年期嗎？」我說：「先生，你不要想太多！」

一般人常先入為主，女生如果容易發怒，就會戲謔地說她是不是更年期來了？這是對更年期的刻板印象，太濫用更年期這個名詞了。其實，身體會突然感到一陣烘熱感來襲，是陰虛體質的狀態，不分男女，有可能會發生在任何人身上，這一點都不奇怪！

陰虛體質的成因

中醫常說的陰虛是指陰液不足，當身體裡缺乏比較屬於涼性、濡潤，以及滋養、平靜的物質，像是血液、淚液、唾液、油脂、內分泌等體液，就是陰虛體質。

這些物質就相當於機器的機油，有了機油才能發動機器；人有了血液、津液等養分，才會有溫度和生命，也才能工作和勞動。相反地，如果津液不足，身體無法正常運作，就會五心發熱——也就是兩個手掌心、兩個腳掌心、心口都發熱，加上口乾舌燥、皮膚乾癢等症狀。

總體來說，陰虛體質的成因包括：

・作息不正常

現代人的工作壓力大、競爭大，工作多到做不完，時常熬夜、睡眠不足，過度的勞心勞神，其實都是在傷陰。

・喜肥甘厚味

因為壓力大，晚上吃宵夜紓壓，但這些食物都是烤的、炸的、辣的，還有方便好吃的泡麵也是火性的食物，更加傷害我們的陰液。所以，很多常熬夜加班、吃宵夜的族群，都屬於陰虛體質。

陰虛體質的人要避免吃重口味，也忌猛火快炒，因為容易讓人有熱性症狀。建議選擇燜、蒸、煮、燉的烹調方式，例如把一些可以滋補的食材，像是可以養腎陰的黑木耳、養肺陰的白木耳，以及蓮子、百合、山藥等，加在食物裡一起燉，慢慢把陰養回來。

・生理因素

有八到九成的更年期婦女，都屬於陰虛不足的體質狀態，因為身體裡比較缺乏可以平靜、滋養、濡潤的物質，就會有潮熱盜汗，或乾燥等症狀發生，像是頭髮乾、陰道乾、嘴乾、口乾舌燥……，也會變得容易煩躁、失眠、多夢。

針對陰虛的情況，中醫會開六味地黃丸和一些滋陰性的沙參、生地、麥門冬等藥材，當成養生保健的茶飲；以及填補物質用的肉蓯蓉、桑寄生、骨碎補、菟絲子來保養，並降低骨質疏鬆、關節發炎，以及各式各樣心血管退化的狀況發生。

陰虛傷在肝肺腎，身體常乾燥

更年期跟陰虛體質怎麼區分？就要看這個「傷陰」，到底是傷在哪幾個臟。我們的心、肝、脾、肺、腎都會有陰液不足的狀態，不過跟陰最相關的是肝、肺、腎，如果肝、肺、腎的陰不足，身體就常常會有一些比較乾燥的狀況。

・腎陰不足

更年期確實是真正的腎陰虛；可是，更年期不僅是腎陰不足，還有荷爾蒙也分泌不足。很多年輕的小女生為了準備高中聯考，連續熬夜兩個月，月經突然就一、兩個月都不來，因為她的荷爾蒙分泌暫時不足，這也是腎陰不足。中醫會開些六味地黃丸等滋養藥物給她。

或是從事比較勞心的工作，才工作一會兒就感到烘熱，變得比較煩躁。中醫很常用的藥物是二至丸，平常也可以當成保健茶飲，對於常常月經不來、口乾舌燥、潮熱盜汗的女性很適合，藥性溫和，效果又很好。

腎陰不足不單只有更年期的女性會發生，只要常常做一些傷害腎陰的事情，比如一直熬夜，沒有讓身體好好休息，也會導致腎陰不足。

・肝陰不足

中醫說「肝開竅於目」，肝陰虛時，濡潤功能不足，容易出現眼睛乾澀怕光、兩眼模糊、失明或夜盲。另外，中醫談肝的病理發展：「諸風掉眩，皆屬於肝」，肝陰不足，最常見就是會有高血壓。我們常聽人說，前一天熬夜到很晚，早上一起來，血壓就飆到一百八十、一百九十毫米汞柱（mmHg），這就是肝陰不足的狀態。肝調控氣機的功能失常，沉降的穩定力不足，就會像一陣強風往上衝到頭部，血壓就衝高起來了。

所以，每當一些懷疑自己提早進入更年期的年輕人來就診，我就會問：「你昨天是不是熬夜？有沒有口乾舌燥、眼睛乾乾澀澀的？」我會開立決明子茶，可清肝、養肝陰，當成養生的茶飲來喝，或加點藥性清潤的沙參，幫助身體滋陰生津。

・肺陰不足

抽菸的族群，經常把火性物質吸到呼吸道裡，時間久了就變成肺陰不足，總是會覺得喉嚨乾乾的，經常乾咳，連皮膚也乾、大便也乾。肺陰不足的人，我會開立滋陰潤肺的沙參、麥冬，以及養肺陰止咳的百合等。

皮膚乾燥有時不一定是抽菸造成；有些人到了冬季皮膚會乾癢，潤澤度沒那麼好，也是肺陰不足的表現。中醫會把皮膚問題歸屬於肺臟所管轄，「肺主皮毛」，因此皮膚問題也可以藉由用肺養陰的中藥來改善，例如麥門冬、生地，以及潤肺清熱的桑葉。

陰虛體質的防癌之道

現在有大量的研究可以證明，滋陰的方法可以抑制腫瘤細胞的成長。我們常把癌症視為癌毒，罹癌的人之所以通常會暴瘦，是因為癌細胞要擴張自己，會一直過度代謝和生長，這就是一種「火」，大量消耗身體的能量。得到癌症的人體質比較陰虛，也會消耗掉陽氣，所以也會變陽虛。例如肝癌、乳癌都是屬於代謝亢奮的癌症，病人的體質就會是陰虛。

所以，不要讓身體處於容易化火的條件，也就是不要有陰虛的體質，免得當身體有不良的細胞，代謝會過度亢奮，導致壞的細胞四處侵襲擴散。特別是更年期後的女性，中醫可以用滋陰的方法幫她防癌，抑制腫瘤細胞生長；還有很多肺癌病人的體質以肺氣虛和肺陰虛為主，可以使用天門冬和麥門冬，這些藥都有抑制肺癌細胞的作用。

陰虛體質的人，其實就是要將人體的小天地順應大自然的規律、陰陽的節奏，日出而作，日落而息，夜間需要好好地睡眠，休養生息。睡覺是休「養」，養我們身體的陰，養身體濡潤的營養物質，把它重新養回來。人體會自然達到一個平衡，經常熬夜，是在傷害身體正在休養的狀態。

我常跟病人說，你現在身體出這麼多症狀，其實只要放一個禮拜的假，不管是失眠、潮熱盜汗、煩躁易怒，還是口乾舌燥等，都會有改善。經常有人放一個月的假回來，所有不適的症狀都沒有了，不用再吃藥。**好好休養生息，就是陰虛體質的人最好的保養方式**，因為，身體本身的適應能力就能把不足的部分調整回來。

中醫有句話「靜則神藏，躁則消亡」，這是指靜心和靜坐的重要性。常言道：「放假治百病」，如果真的沒有辦法放假，至少要留一段時間給自己。比如說，工作結束或每天回家後，至少給自己一段安靜的時間，好好調息，不要再做任何事、不要想東想西，讓這個「神」，也就是我們身體的大主管，能夠把我們所有耗散的精氣藏起來，對調整陰虛體質也很有幫助。

第四章

陽虛

手腳經常冰冷，即使夏天也怕冷。

台灣屬於溫暖的亞熱帶氣候，可是一到冬天，有些人卻感覺像身處在南極、北極，手腳經常都是冰冷的，吃再熱的火鍋也是一樣；晚上睡覺蓋棉被，也是怎麼蓋都不暖。對他們來說，冬天就像進入冰窖，實在很辛苦。這類型的人就是陽虛體質。

陽氣不足，全身怕冷

講到陽虛，先要了解什麼是陽氣？它是溫煦的，能夠提供我們動力，讓身體有辦法溫暖我們的四肢。所以如果陽氣不足，面臨季節轉涼冷、溫度驟降的時候，身體為了產熱，會額外耗費很多能量，就沒辦法維持身體正常機能的運作，這時就會讓心、肝、脾、肺、腎等臟腑的機能低下。以心的陽虛來說，在心臟的表現上，只要天冷，就容易喘；吹點冷風，受點風寒，就會開始咳嗽咳不停、四肢冰冷。

陽虛的人，最明顯的就是在夏天時還很怕冷，大家都穿短袖、短褲，他們還是穿毛衣、外套，把全身包得很緊；而冬天待在房裡，也一定都要戴著圍巾、帽子。這就是因為體內的陽氣不足，造成動力不足，全身都很怕冷，一到季節交替時就感冒，也比一般人容易驚恐、悲傷，還經常腹瀉、水腫；若是年長者，連走路都會喘。

很多人在夏天喜歡猛灌冷飲，雖然暫時得到比較清涼舒服的感受，但如果太常喝，等到冬天就會變得非常怕冷。還有年紀的因素，有些十七、八歲的年輕小夥子，就算在冬天也可以穿背心到戶外打卡拍照，老人家當然不行，因為人體的陽氣會隨著年齡遞減。

中醫師最怕的就是陽虛的人，年輕時沒有適當地養生，到老年時身體往退化的方向發展，一些退化性的疾病，像心臟病、慢性支氣管炎都會出現，一旦天氣變冷，這些疾病變得更嚴重。所以經常會在冬天看到新聞報導，某個地方大寒流來襲，很多老人家受不了寒冷而往生。

門診時如遇到陪長輩來看病的子女，我都會提醒他們，如果發現老人家很怕冷，經常躲在房裡不想出去活動，也不想跟人互動，那麼陽虛的情況就很明顯了。**可以將一個暖暖包放在他肚臍下三寸的關元穴，以及腰部後方的腎俞穴**（位於下背，在與肚臍同一水平線的脊椎左右兩側，約兩指幅寬〔一寸半〕處），還要穿襪子保暖，一定不能赤腳睡覺，才比較不容易發生心血管疾病。

陽虛不是老年人的專利，也有人是因為工作關係而造成陽虛。比如，我有一位病人才二十幾歲，因為必須經常進出冷凍庫搬貨，久而久之造成寒邪入侵，手腳冷得像冰棒；到了冬天就頭痛、腰痛，也很容易閃到腰；這也是陽虛狀態。我開四逆湯、乾薑、附子，讓他能維持身體的陽氣運作，同時也保護脊椎附近的經絡不受寒邪入侵，後來所有症狀都改善了。

陽虛體質的防癌之道

中醫認為，腫瘤的發生是身體的「正氣」虛了，因為保護身體防止邪氣入侵的機制以「衛氣」為主，所以氣虛的人，不論是陰虛、陽虛、氣虛、血虛，身體的腫塊就很難化掉。

陽虛的人又更容易有這樣邪氣化生，所以陽虛體質特別容易有腫瘤。我有一個病人，先是肝硬化，然後惡化成肝癌；切除肝癌之後，他兒子換肝給他。過了十年他又罹患膀胱癌，西醫告訴他沒有辦法再手術和化療，因為之前肝臟移植之後一直使用免疫製劑，免疫系統已經被破壞，這時我診治他的情況，確實就是陽虛。

通常除了血液方面的癌症，其他大部分癌症往往是在年紀大的時候出現，因為人體在慢慢走向老化的過程中，身體會累積一些毒性的傷害，也就是陽氣會愈來愈不足。我們的五臟都有陽氣，但中醫所說的陽虛還是以腎陽虛為主。**現代人的生活過度操勞，消耗的就是腎陽，所以要改變生活方式，平常也要保腎。**

什麼樣的人需要特別補腎陽呢？如果四、五十歲的人，平常坐一下、站一下就容易腰膝痠軟，必須躺下來休息；或晚上總是要起來兩、三次上廁所；怕冷、臉色蒼白，吹到冷氣就覺得好冷，就是屬於陽虛、腎陽虛；男性容易罹患攝護腺癌，女性容易罹患卵巢癌。如果這樣的人又有癌症家族史，就要找中醫改善體質。

補溫避寒，調整體質

身體的小宇宙是跟著自然的大宇宙在走，當大宇宙的陽氣升發時，就是身體養陽的最好時機。我常常告訴老人家們，春、夏季的時候陽氣正旺，可以在早上十到十一點之間到戶外晒晒太陽，對於提升身體的陽氣很有幫助。

還有在飲食方面，像我很喜歡吃蔬食，但很多蔬果都是寒涼的食材，就容易造成陽虛的狀況。所以，我會特別注意平常的飲食，盡量在料理的時候多放點薑，或者是薑黃、咖哩、蒜等溫性的辛香料，讓吃進身體的飲食寒熱平衡。尤其冬天一吃寒涼蔬果就會拉肚子的人，更要注意飲食，寒涼性的食材就要盡量避免，否則無形中將身體貯存的能量都排泄消耗掉了。

艾灸也是補陽氣的好方法。有些老人家會跟我說，他們即使穿了襪子，腳還是冷的。我會開艾條請他回去灸膝蓋外側的足三里穴[1]，以及腳底中央的湧泉穴[2]，每天灸三十下，早晚做一次，一段時間之後可以改善手腳冰冷的情況。

除了以上的中醫小法寶，中醫有句話：「動則生氣、動則生陽。」意思是，陽氣必須要有動力才能生長，因為有活動，吃進身體的東西才能繼續製造陽氣，就像機器也要經常運轉，才不會老化、生鏽。但是，陽虛的人就不適合過度消耗氣血，而是必須做一些比較有效率可以養氣血的運動，最好的就是氣功，例如太極拳和八段錦。

太極拳有很多派別，不論哪一種派別都可以。現在醫學已經證實，太極拳對於減少重症死亡率，以及提高生活品質都有助益，只要每天打個五到十分鐘，讓身體動起來就可以。八段錦是簡化版的氣功，一次打十五分鐘也就足夠了，有興趣學的人可上網搜尋「台中慈濟醫院　八段錦」，有很多段教學影片可以跟著一起做。

如果你是屬於陽氣低落的狀態，常常覺得很憂鬱，提不起勁，手腳冰冷，好像失去活力，可以利用守護陽氣或增補陽氣的保養之道，讓自己動起來。陽虛的人因為是「虛」，需要比較長的恢復時間；但只要持之以恆，就會讓身體得到非常大的修復，慢慢就可以走出很沒有活力、憂鬱低下的狀態了。

1足三里穴：從膝蓋外側下方的凹陷處，往腳踝的方向延伸四指幅寬的位置。
2湧泉穴：位於腳底第二趾與第三趾之間，腳底板前三分之一正中凹陷處。

第五章

血虛

不僅貧血，還攸關許多臟腑的疾病。

一位四十歲的女性來看診，她說平常上班壓力很大，有一次工作到一半突然昏倒，送醫檢查是缺鐵性貧血。但她吃了鐵劑，輸了血，飲食也正常，可是血液中的鐵含量一直都上不來，不知道該怎麼辦才好。

從中醫的角度來看，貧血是血虛現象的一種。中醫認為，血是身體提供的所有營養物質，所以血虛的疾病表現不僅只有貧血，而是和許多臟腑的疾病都有關係。

為什麼會貧血？

中醫說「氣血」，是指在身體內循環不止的物質與能量；「氣」是無形的，屬陽；「血」是有形的，屬陰，包括血液和非血液傳遞的所有養分，滋養我們身體的五臟六腑。所以，提到血虛，很多人就會直接聯想，貧血是不是就是血虛？當然是！當西醫的驗血報告顯示紅血球當中的血紅素不足，有貧血現象，表示血紅素不足以將養分帶到身體的各部位組織，就是血虛的狀態。

貧血的原因很多，有再生不良性貧血，是骨髓失去了製造血球的能力；免疫型貧血，是體內的抗體一直在攻擊紅血球，使紅血球受到破壞，這是自體免疫性疾病；還有先天的地中海型貧血，是因為染色體有一些變異，造成紅血球壽命短及存在容易被破壞的基因。最常見的是缺鐵性貧血，像很多人減肥或偏食，造成營養不良的問題，可能會缺乏維生素B12或缺鐵，導致血紅素不足。此外，還有結構性的原因，比如曾經動過縮胃手術，胃的體積就比一般人小，造成營養吸收不足，無法製造足夠的血球量，也會造成貧血。

血虛與臟腑的關係

那麼，中醫怎麼看貧血？我們會考慮血球生化的來源，還有血球是不是容易被破壞等因素，其實和西醫的觀點是一致的。但中醫對於血的概念比較廣泛，包含身體供應的所有養分。因為心主生血、肝主藏血、脾主統血，所以血虛最常和這三個臟有關；此外，腎主骨生髓，骨髓又造血，當然也和腎有關。

•心血虛

心最重要的功能就是。「心主神明」，主大腦思考；還有「主血脈」，主全身血液循環的運作順暢。心血虛的病人，常常失眠、淺眠；明明很想睡，可是躺在床上翻來覆去，整個晚上就一直望著天花板，很累但是睡不著，等到早上起床，又要去工作，精神很差，這就是心血虛了！

為什麼會這樣子？因為心主血脈，血脈當中包含可以滋養腦部的營養，以及讓腦好好睡覺放鬆的物質。睡眠不佳的病人，是因為腦部幫助沉靜與放鬆的物質不足而造成，所以，我會開些安神、養血的藥材，補充不足的物質。

龍眼肉可以養心血。很多老人家說，睡前吃個龍眼肉、喝杯熱熱的龍眼茶，心血充足了，就會比較好睡。中醫有一個治療失眠的處方叫做歸脾湯，裡面就有龍眼肉。

・肝血虛

古人說年紀大就會開始視茫茫、髮蒼蒼、齒牙動搖，這就是肝血不足的現象，因為「肝開竅於目，其華在甲」。隨著年齡增長，中年以後肝血不足，會開始老花、視力模糊，可以多吃點枸杞子明目養肝。

肝臟的臟腑狀態好不好，還可以看指甲。有些人指甲常常會乾裂，長一些花花白白的紋路，我會開一些何首烏、當歸，讓他的肝血充足，指甲也會長得比較好一點。

還有筋。很多人覺得自己的筋很硬，一般人彎下腰可以讓手碰到腳趾，筋不夠柔軟的人，可能只能碰得到大腿、膝蓋，這也是肝血不足。

‧脾血虛

中醫的觀點，認為脾歸屬於消化系統，消化系統吸收從食物來的養分，將養分化源成製造血球的原料。可是，如果吸收進來的營養沒有辦法變成紅血球可以用的原料，這就叫做「脾不生血」。

最典型的就是缺鐵性貧血。有些缺鐵性貧血的人，並不挑食也沒有在減肥，但血液檢查的結果卻是紅血球內的血紅素不足，這是缺鐵所造成的現象。他們吃了西醫開的鐵劑，血紅素的數值就上來了；過了三個月，一旦不吃鐵劑，又開始出現貧血的現象；這是因為脾的造血能力不足，脾血虛現象。

所以，很多人後來會找中醫。就像最前面提到的這位女性，她的貧血狀況跟脾血虛有關，我開歸脾湯或小建中湯，加上當歸、黃耆等這些補氣養血的藥物，她在吃中藥的三個月期間，鐵劑可以不用吃，血紅素的數值也正常，這就是中醫神奇的地方——只要把脾調好，身體就可以吸收食物當中的鐵，作為製造血液的材料。

血虛體質的防癌與保健之道

血虛體質比較好發的癌症，以子宮內膜癌、乳癌、肝癌等最具代表性。肝和乳房有連帶關係，因為肝經會經過乳房，當肝氣不足、肝血虛的時候，特別容易導致乳腺癌的發生。所以，中醫認為要預防乳腺癌，就要疏肝解鬱。因此，如果有乳腺癌家族史，本身又是血虛體質的人，就要特別注重養血。

血虛也與骨髓的癌症有關，例如，骨髓纖維化轉白血病，或是慢性的骨髓性白血病。有人做過研究，給病人養血的藥物，有助於改善病情。

血虛的人可以透過中醫調養，達到氣血平衡，進而緩解不適症狀。平常也可以多吃一些紅棗、麥芽糖等養血的食物，或含鐵質比較多的深綠色蔬菜。還可以按摩血海穴[1]，這是隸屬於足太陰脾經的穴位，最早出自《針灸甲乙經》。刺激血海穴可以促進新血生成，也可以祛除體內的瘀血，同時也具有調經統血、健脾化濕的功效。

至於氣血兩虛的人怎麼辨？如果是像《紅樓夢》裡的林黛玉，臉色蒼白、氣若游絲，講話有氣無力，只工作半天，下午就非得睡個午覺，不然就沒電了，這樣的情況就是氣虛加血虛；可以將黃耆、黨參、刺五加、紅棗、當歸等藥材，泡在一起當茶飲[2]喝，既能補氣又能補血。

---

1 血海穴：自膝蓋骨內側邊緣往上，約三指幅寬的位置。

2 黃耆兩錢、黨參兩錢、刺五加三錢、紅棗兩錢、當歸一錢，沖入三百～五百毫升的沸開水，放置十分鐘，待溫度適當後即可飲用。

第六章

氣虛

氣在人體臟腑內外運作功能不通暢。

一位三十五歲的主婦，平常忙於照顧家庭，三餐飲食不正常，生產後開始出現嚴重的便祕，一個禮拜只解一次，每一次都要很用力，非常辛苦。我看她面色蒼白、脈象沉弱，診斷為氣虛便祕。為何便祕跟氣虛有關？如果出現了便祕症狀，如何判斷是氣虛？

中醫說的「氣」是什麼？

氣看不見、摸不到，到底存在何處？以中醫的觀點：「氣之升降，天地之更用也。」意思是，自然界的所有運行都是氣在作用，氣是維持生命活動的基本物質。人體也是一樣，氣藏於血中，可以運行於血脈之外，也聚集在穴位之中；對內維繫臟腑功能，不管是要講話、心臟搏動、正常代謝、解便等，都需要氣，稱為「榮氣」；在外濡養皮肉筋骨、抵禦外邪，稱為「衛氣」。

因為有氣的作用，人體的各式各樣功能才會正常。當氣在人體臟腑內外運作功能不通暢時，就可能會氣虛。中醫把氣分為四大功能：溫煦、推動、防禦、固攝。

氣的溫煦功能就是提供身體能量、維持體溫。氣若不足，容易手腳冰冷、身體發寒。氣還有推動的功能，推動我們的血可以運行。氣有防禦的功能，就是抵抗外界的風寒、細菌、病毒等外邪。氣的統攝功能，是讓體內物質可以固攝住，例如有的人天氣熱就大汗淋漓，是氣不足，讓毛孔沒有辦法閉合，固攝體內的津液，才導致全身像淋了大雨一樣。

為什麼會氣虛？這有天生的「內因」和後天的「外因」因素，各種原因都可能造成臟腑損傷或功能低下。有些家長帶孩子來就診覺得很奇怪：「為什麼自己的孩子跟同年齡的孩子比，長得比較慢，而且很容易感染各種流行傳染病？」這是天生的內因因素；但更多的原因是後天的。

五臟的氣虛表現

心、肝、脾、肺、腎，人體的五大臟腑都有可能功能低下，而出現氣虛的問題。例如，元曲作家徐再思提到犯相思病的人會「身似浮雲，心如飛絮，氣若游絲」，「氣若游絲」在中醫來看，很可能是心氣虛的症狀。

• 心氣虛

心氣虛是什麼？常見的是心血管功能不足；如果走兩步路就開始喘、胸悶，感覺心臟亂跳，這是心氣虛的現象。曾有年紀輕輕的小女生來找我，她每次稍微跑步一下都會臉色蒼白，感覺快要昏倒；幫她量血壓，收縮壓低到只有八十～九十毫米汞柱，幾乎是要休克的狀態。我跟她說：「你暫時先不要運動，平常可以用黃耆、人參、刺五加泡茶飲喝，等身體比較有能量的時候，再開始做一些運動。」先把心氣鍛鍊回來，慢慢就可以達到調養的目的。

• 肝氣虛

酒會傷肝，經常喝酒的人通常有肝氣虛。又或者是常發脾氣的人；因為中醫認為肝掌管情緒，經常發怒或是突然生氣，會傷肝導致肝氣虛。所以，有些人生氣或生悶氣之後，會感覺很累，還會頭痛。而臨床上肝氣虛比較少單獨出現，通常都是從肝血虛、脾氣虛而來。

很常見有慢性病毒性肝炎或酒精性肝炎的人，到後期容易發生肝氣虛；因為肝臟的代謝及解毒功能不好，經常吃完飯肚子及肋骨兩旁堵堵、痛痛的。

肝氣虛的人最好的養生方式是睡眠充足，不要太晚睡覺，平常喝點枸杞、麥冬茶飲[1]補肝氣，就比較不會因為偶爾的情緒起伏或喝點小酒而造成身體很大的負擔。我常用的補益肝氣藥物有黃耆、黨參、山萸肉、肉蓯蓉、續斷等；並提醒病人飲食要清淡，少吃肥膩辛燥的食物，可以吃些枸杞子、桑葚等補肝氣的食材。

• 脾氣虛

現代人工作忙碌，三餐不正常，有時一忙起來就不吃，或一餐當好幾餐來吃，一下子吃進太多食物，便開始感到腹脹或胃酸逆流，很不舒服，這都是讓消化系統長期處於不正常的狀態，因而造成消化功能低下、脾氣虛的狀態。

還有平常生活、工作壓力過大，導致身心疲憊、勞累過度；或生了一場大病、久病之後，以及女性在生育的過程中用力過度或出血過多、妊娠期間必須提供營養給胎兒、月經失血過多等，都會導致元氣損耗，形成氣虛。

前面提到生產後開始便秘的女性患者，就是因為在生育過程中的耗損，以及生活壓力過大、消化系統功能不佳，導致脾氣虛。我以理中湯、潤腸湯，搭配理氣的藥物，幫助她的腸道蠕動，不久之後，她終於可以每天解便，也不會因為帶小孩而覺得筋疲力竭了。

1 麥門冬兩錢、黨參兩錢、枸杞子一錢，沖入三百～五百毫升的沸開水，放置十分鐘，待溫度適當後即可飲用。

・肺氣虛

很多肺氣虛的人，總是反反覆覆在季節變換時感冒、流鼻涕，這是呼吸道及肺的防衛功能不足。因為肺主皮毛，只要風一吹來，皮膚的保衛功能不好，就容易怕風、怕冷。這種情況在小朋友身上很常見，我會開「桂枝湯」調和營衛，或開一些黃耆、黨參，讓媽媽加在食物裡當藥膳給孩子吃。

有些人一到梅雨季節，天氣潮濕的時候，腳趾縫就會癢；一開始擦抗黴菌藥膏有效，但愈擦愈沒效，後來腳變得濕濕爛爛，苦不堪言。我告訴病人，這是肺氣虛，沒有保養肺才會這樣；我開大劑量的黃耆給他，讓他把肺氣補足，皮膚狀況自然就會好。

・腎氣虛

中醫說「腎主恐」，腎氣虛的人容易恐慌，一點點小事就會往負面想。有些小朋友一生下來腎氣足，誰抱他都沒關係，但有些小朋友只要旁邊有車經過、有狗叫聲就會哭，這就是腎氣虛，需要好好調養。

我們一般常說的「敗腎」、「膀胱無力」，其實都是腎氣虛。比如，有些男性到了中年以後，開始覺得憋尿憋不住，有漏尿的現象，這是氣沒有辦法把小便涵攝在本來的地方，這種現象叫做脫垂。因為膀胱與腎相表裡，尿失禁是膀胱氣化功能降低，也是腎氣虛損的表現。中醫會用一些補腎藥，比如我常用巴戟天、仙茅等補養藥材。

腎氣虛的人要盡量少吃冰寒的東西，像是瓜果類或剛從冰箱拿出來的食物；可以多吃些黑豆、黑芝麻等黑色的食材來補腎氣。

在前面的「陽虛」篇提到，當身體的「正氣」虛了，就容易產生各種疾病，當然也包括癌症；所以，要先糾正氣虛的體質，以免發展成陽虛，演變成更嚴重的致癌傾向。

中醫說補氣、養血，其實兩者密不可分，因為氣血相依相生。所以，補氣藥通常能夠生血，比如將補氣的黨參、人參，再搭配補血的大棗，補氣的效果就會更好。

不過，氣虛通常不是單一症狀，而是多發性的。五臟系統彼此互相影響，有些是先天體質，也有些是後天的飲食、作息、久病未癒，或是老化等因素造成；必須由中醫師診斷，才能得知個人的實際情況，並給予最適合的調養建議。

第七章

氣鬱

胸悶、心悸，身體機能沒辦法順暢轉換。

很多人壓力大的時候會覺得胸口很悶，比如老闆交代的事情，或是家裡的事情多到永遠做不完，這個時候很多人會胸悶、心悸、喘大氣、睡不著。這種情形跟體質有沒有關係呢？其實，這就是氣鬱體質！

什麼是氣鬱？

「鬱」是一種不開朗，停滯不前的狀態。身體的臟腑功能如果運作不順暢，有阻塞的情況，中醫就會說這是氣鬱。比如我們在呼吸的時候，空氣吸進來，然後再呼出去，氣體交換應該是順暢的；如果呼吸不順暢，胸口就會悶。或者在睡覺的時候，應當晚上該入眠的時間就要睡著，早上該起床的時間就起床，如果不順就會睡不著，起床後很沒精神。只要是身體機能沒辦法順暢轉換，就是鬱的狀態。所以，古人形容氣鬱體質的人「善太息」，就是因為氣鬱體質的人常常氣被鬱滯住了，不自覺就會嘆息。

現代醫學有一個名詞可以說明這種狀態，就是自律神經失調。現在很多人有睡眠障礙，只要壓力大，血壓就飆高，容易心悸，常常吃不下飯，全身說不出來的不對勁。但西醫內科檢查不出問題，腸胃也都正常，有這種情況的人常常被轉介去神經內科或身心科，被診斷為自律神經失調。醫師會開一些神經放鬆劑、抗焦慮劑，服藥之後會好一點，這其實就是氣鬱的表現。

前面〈血瘀〉的篇章提到，**「氣滯血瘀」是容易致癌的體質，氣滯就是氣鬱，氣滯血瘀必須同時糾正，才能遠離癌症。**

身心症狀的成因

大腦會透過神經傳導，讓我們的身體去做某一件事情；如果神經傳導連結失常，或沒有效率，就沒辦法展現正常的生理功能。比如我們把食物吃進身體，腸子就應該要蠕動，進行消化吸收；但如果神經沒有傳導進去，腸子就不蠕動。想要解便的時候，腸子應該傳送蠕動波，讓糞便傳導出來；可是，若傳導不正常，蹲了半天也解不出來。中醫有個名詞叫做「裡急後重」，腸腑裡面很急迫地收縮，後方的排泄開口肛門卻重重的，解不出來，這也是氣鬱。這些人經常被診斷是大腸急躁症或神經官能症，也會被轉介去身心科，吃一些抗焦慮劑改善狀況。

有氣鬱體質的人，經常也會很憂鬱。中醫說「肝主疏泄」，肝掌管神經傳導和全身的氣血運作；在五行中，「肝主木」，肝就像春天的大樹生長，向四面八方伸展枝椏，貫通全身，一旦受到阻礙，身體就沒有辦法很順暢，情緒也會受影響。所以心情鬱悶會說「肝氣鬱」，中醫師會開疏肝解鬱的藥，例如加味逍遙散、四逆散等，讓肝可以恢復主疏泄的功能，腸胃症狀、胸悶、心悸也會改善。逍遙散之所以名為「逍遙」，是因為有放薄荷等疏肝的藥物，使人恢復逍遙自在的心境。

陽氣亢盛，氣鬱更嚴重

氣鬱體質就是肝氣沒有運作，身體的氣機無法得到良好的輸布，加上外界的壓力，讓心裡也很鬱悶，造成生活上不小的困擾。但很多人不覺得這是什麼大病，直到出現偏頭痛、肋間神經痛等慢性病之後，才會想就醫。

譬如有些人一生氣就頭痛欲裂，這種狀況常以男性為主，這是因為陽氣亢盛；若又鬱滯，陽氣堵塞得厲害，頭就會很痛。有一位病人一進診間，就叫我一定要救他，因為前一天他被兒子氣到血壓飆高，伴隨著兩邊的肋骨脹得很痛，沒辦法好好吃飯；他吃了西醫的降血壓藥，血壓還是降不下來。我開「大柴胡湯」給他。大柴胡湯是中醫常拿來疏肝解鬱、調理肝氣的藥；他吃了兩包，血壓就降下來，肋間的痛也解除，飯也吃得下了。

有另一種狀況很嚴重，不只是氣鬱而已，而是氣閉。鬱是動得不太好、功能不順暢，但還可以運作；若是到了氣滯、氣閉的程度，功能完全停止運作了，會導致很嚴重的痛症。中醫說「不通則痛」，不通到了一個極點就會很痛，甚至有生命危險。像是有冠狀動脈硬化、腦血管硬化的人，血壓飆高降不下來，真的有可能會中風。

課業壓力引來氣鬱

以前有肝氣鬱症狀的病人，大多是三、四十歲的上班族，但現在有很多是媽媽帶著還在念書的小孩來看病，他們因為被升學壓力壓得喘不過氣，考前經常會肚子痛。還有很多是國高中的小女生，每次到了段考、模擬考，擔心成績不理想，會被老師和家長責罵，鬱悶到睡不著，加上月經不來了，乳房很脹，心情更不好。這時候幫她們診脈象，會發現「弦脈」很厲害。我會開一些解肝鬱的藥，還會針對肝血去處理，讓肝可以條達疏泄主內分泌、月經的經脈，讓經絡順暢，經期來潮就會順了。小女生吃了一天，晚上月經就來了。

如果小小年紀就有肝氣鬱症狀，往往跟家長給的壓力有關。這時我通常都會跟爸爸媽媽說：「對孩子的表現千萬不要反應太誇張，不要把氣氛弄得緊張兮兮。他們的課業壓力已經很大，要有適當的釋放管道，找機會帶他們出去走走。」多運動可以幫助肝氣條達，才不會一直鬱滯，可以選擇會流點汗的運動。大家應該有類似的經驗，加班回家心情不好，去健身房的跑步機跑一跑，流汗沖完澡後突然心情好轉，這就是運動讓氣血條達，鬱滯解開了。

大人們要調解壓力，可以找適合自己紓解的方法，靜坐、冥想都不錯，或看喜劇片，讓心情好一點，這對需要改善氣鬱體質的人非常重要。

氣鬱與憂鬱的差別

在我的門診裡有很多患有憂鬱症，以及思覺失調症的病人，他們是不是氣鬱體質？其實不一定。他們的大腦迴路缺乏某些物質，不只是功能障礙而已，而是已經有器質上的病變，或者是基因問題，這種類型不是氣鬱。

憂鬱症病人的治療較為複雜，中醫大部分會用疏肝理氣的藥治療。但是根據我的經驗，通常還要放些調整基因的藥物。比方說，大多數憂鬱症病人的症狀跟腦有關係，腎主骨生髓，髓就是腦髓，所以要放補腎、滋腎養陰等溫養的藥物，讓身體穩定下來。

中醫可以跟身心科合作。我曾經有一個病人罹患很嚴重的憂鬱症、恐慌症，他同時也在身心科就診。因為他是很嚴重的肝鬱體質，我除了開佛手、陳皮、蘇梗等可以疏肝理氣、調整腸胃的藥，讓他比較有胃口之外，也開知柏地黃丸、入腦入腎的藥物。這個病患吃了一個禮拜的藥，回診的時候告訴我，過去因為憂鬱、恐慌，沒辦法專注，已經換了很多工作，現在經由中藥的調整，狀況改善很多，不用再擔心保不住工作了。

很多身心症的問題跟氣鬱有關，但不止於氣鬱；建議大家多注意自己的壓力來源，養成適當的運動習慣，有問題就請教醫生。

第八章

敏感

容易把一般的物質判斷為有害，引發很嚴重的免疫反應。

春暖花開的季節，有人一走過公園就開始打噴嚏，整天流鼻水；或者大家同樣在一個餐桌上開心吃飯，有人卻對特定的食物產生嚴重的身體反應，拉肚子或全身起蕁麻疹……，這些就是很典型的敏感體質。

有敏感體質的人，會對空氣、溫度、塵蟎、花粉、食物等很多東西起反應，因此在生活中受到很大的限制，該如何和一般人一樣正常生活呢？

你是敏感體質嗎？

敏感體質，也就是我們說的過敏體質、特稟體質，很容易對一般人不會起反應的物質起了反應。

我們的免疫系統會抵抗對身體有害的細菌和病毒；一旦細菌、病毒進到身體，可能會發燒、打噴嚏，這就是免疫系統要把細菌、病毒排出去的反應。但過敏體質的族群，很容易把一般的物質判斷為有害，然後就引發很嚴重的發熱、發癢等免疫反應。讓過敏體質的人引起過敏反應的過敏原，不盡相同；因免疫系統「過度反應」所造成的不適症狀，也不一樣，輕則發癢起疹，嚴重時甚至有致命的危險。

敏感體質很容易引發過敏反應的情況，中醫稱之為風證。風，是移動性的、突如其來地發作，然後又像風一樣消失。比如正在散步的人，一陣風吹過來，裡面帶有花粉，皮膚就起蕁麻疹，癢得不得了；又或者風中帶有塵蟎，因此一直打噴嚏、流鼻水，等到反應消退，又好像風吹了無痕，沒事了。這種來去像風一樣快速的症狀，就是風證，其實也就是反映身體的肺氣不足。

過敏的情況依照反應的部位，可分成三種：呼吸道、皮膚、腸胃道。大部分的人都是合併兩種情況，比如一直流鼻水、經常吞鼻涕，鼻涕倒流久了，腸胃道當然也不好。也有人三種情況都有，每一種症狀的嚴重程度不同，有的以呼吸道為主，有的以皮膚為主，有的以腸胃為主，臟腑病變的嚴重性也不一樣。

上述提到的風證是肺氣不足，因為肺主呼吸，也主皮毛，所以這些症狀如果不是表現在頭面部，例如打噴嚏、流鼻水，要不然就是表現在皮膚，而有皮膚癢的症狀。所以肺氣虛的人，經常有這些風證反應。中醫調養這種過敏體質，通常都是從肺氣著手。平常也可以吃點黃耆、百合來補肺氣[1]。

敏感體質是天生的

很多人會問，是不是平常做了什麼或有不當的習慣，才變得這麼容易過敏？其實不是。大部分的過敏體質都是先天的，很多嬰兒才出生三、五天，就全身起異位性皮膚炎，或是嚴重的拉肚子、過敏性鼻炎，這就是先天的肺氣不足。

有人可能會歸咎於媽媽，以為是不是媽媽在懷胎時吃了不乾淨的東西，導致小朋友過敏。這真的很無辜，因為胎兒的基因來自父母雙方，絕對不能歸咎於任何一方。

現代人面對很多以前從來沒有的新物質，比如環境荷爾蒙、新的化學物質、基因改造食品等，因為免疫系統從來沒有面對過，於是就容易把新物質當成有害的外來物質去攻擊，而這個免疫系統的記憶會存在基因裡，代代相傳，現代人很多的過敏體質都是因為這樣來的。

過敏的人有一個很重要的表現，就是不穩定性很高，容易隨著季節及環境波動，而產生很嚴重的症狀。一般不是過敏體質的人，當季節變換、天氣變熱時，只要脫下外套、喝個涼水，口乾舌燥的感覺就沒有了；可是過敏族群不僅會口乾舌燥，皮膚、黏膜也變得很乾燥，並開始打噴嚏、流鼻水，這些症狀可能持續一、兩週，直到氣候變化終於穩定下來，症狀才消失。又或者感染流行性感冒，一般人的症狀可能幾天就康復了，但過敏族群的症狀得拖更久才會好。

1 人參一錢、黃耆五錢、山藥四錢、大棗三錢、蓮子三錢、百合兩錢、生甘草一錢。上述藥材加入五百～一千毫升的水，大火煮滾轉中小火煮十五～二十分鐘後，撈出藥材，在藥液中加入喜歡的食材煮湯。一星期可吃一、兩次。

還有心理因素。很多過敏體質的人沒有辦法接受生活上太大的變動，比如搬家、換工作等，環境一改變，也很容易起嚴重的免疫反應。我有一些病人是安養中心的老人家，平常調養得很好，只要換個病床，或從這一棟搬到那一棟，甚至是照顧他的人有變動，就會開始拉肚子，很多不舒服的反應都出現了。

有的家長帶孩子來看病，說孩子很怕生，在外面都不敢上廁所，一直憋尿，憋到泌尿道感染，可是寒暑假在家裡就好了，這就是腎氣不足。中醫說「腎主恐」，腎氣不足的人，非常容易恐慌，經常擔心焦慮，身體容易對外界的變化起反應。所以，中醫會先調呼吸道及腸胃道，等症狀穩定再回來補腎。

敏感體質的防癌與調養之道

關於敏感體質和癌症的關聯性，中醫通常會把過敏體質和痰濕體質放在一起思考，因為過敏體質的人碰到過敏原，就會分泌很多抗體，這些在身體的免疫機制裡，都是一些不正常、應該要被代謝掉的抗原或抗體，一旦無法代謝，就會形成引起疾病的免疫複合物，在中醫觀點裡就是「痰濕」。所以，過敏體質跟痰濕體質在微觀機制裡存在著相互作用，因此，可以直接把過敏體質想成是痰濕體質的延伸。

如果你是痰濕體質，又經常好發蕁麻疹、過敏性鼻炎，或容易吃什麼拉什麼，有腸道過敏的問題，那就是痰濕體質合併過敏體質，中醫會一起調整過敏體質，讓整個痰濕體質更穩定，比較不容易往罹癌發展。

如果是特別傾向於免疫系統問題的癌症，例如淋巴癌或多發性骨髓瘤，中醫就會特別積極調整這類病人的免疫系統，也就是要調整過敏體質，讓身體穩定一點。

很多人問我，是不是去驗一下過敏原，然後把那些過敏原全部避開，打造最適合的環境比較好？實際上，我們不可能不出門，尤其是小朋友會長大，必須有正常的社交、過正常的生活，限制太多他會很不開心，所以不如去適應環境。如果沒有從小訓練面對這些過敏原，長大之後突然接觸，引起的免疫風暴通常非常激烈，甚至有可能危及生命。

我還是建議跟一般人一樣正常生活、正常飲食，除非有很嚴重的過敏原，比如一吃蝦子就全身起蕁麻疹，那當然不要吃；再加上中醫的調養，讓體質正常化，才是比較好的辦法。

體質養生要從小開始。如果家長有很嚴重的異位性皮膚炎，小嬰兒出生兩、三天就要過來調整，只要花一個月的時間就可以穩定。如果是五歲、甚至十歲以後才想要調整過敏體質，因為很多免疫反應都已經定型，不太容易改變，就要到青春期再來以轉骨方調理，以後就不會有過敏體質。如果是成年後才要調理，中醫可以讓過敏的情況緩和一點，不要拖太久就能恢復正常，但不可能完全根除。

所以，調整體質要趁早，尤其是過敏體質。中醫有一個概念叫「養胎」，媽媽懷孕的十個月期間，分早、中、晚三個孕期，分別在不同孕期，透過媽媽的身體給胎兒最適合的藥物，孩子生下來會比較好帶，因為他對周圍環境的適應力強，誰抱都不會哭，也不太會在睡覺時驚醒。因此，如果知道自己是過敏體質，不希望孩子也一樣的話，及早在孕期時就養胎，請中醫師調養，對孩子和媽媽的體質穩定度都比較好。

第九章

濕熱

治療濕熱體質，調飲食比運動重要，不要讓熱化的身體發炎。

一位男性患者來找我治療脂漏性皮膚炎，他整個臉油光滿面，長了很多痘痘，有的還冒膿，臉看起來很不乾淨，這就是很典型的濕熱體質。

這種體質千萬不能輕忽，因為這經常是身體在發炎的狀態。那麼，我們該如何預防及治療？

身體處於發炎狀態

怎麼判斷是濕熱體質？當臉上長了很多小粉刺，細細小小的，還沒有很紅，可能是痰濕體質；可是，一旦發炎，變得又大又紅腫，還有化膿，整個臉都紅紅的，這就是濕熱體質。

痰濕體質和濕熱體質，最大的不同就是在「熱」。「熱」是一種發炎狀態，如果開始進入發炎狀態，就是「熱化」，就變成濕熱體質。也就是說，它基本上是以痰濕體質為基礎，當水分沒辦法好好代謝出去，又加上熱化的干擾，因此形成濕熱體質。容易熱化的人，通常都是痰濕體質加上陰虛體質；因為陰虛體質的身體缺少濡潤和滋養，又容易上火，所以就變成濕熱體質。

所以，濕熱體質通常是複合性體質，身體可能有很多症狀，演變到後期成為濕熱體質。或者，本來是痰濕體質，因為細菌侵襲等火熱的邪氣進來，比如陰道受細菌感染繁殖，經過長時間的變化，就讓痰濕體質熱化成為濕熱體質。

濕熱體質的類型分上、中、下焦，以下分別說明：

‧上焦濕熱

頭面部、胸腔、橫膈膜以上是「上焦」。有人因為反覆的鼻竇炎，鼻子總是聞到臭臭的味道，鼻涕有點黏膩，很黃、很綠，甚至帶血。還有很多小朋友容易中耳發炎、積水，從耳朵裡流出膿液，甚至有血。這些都是屬於上焦濕熱。

‧中焦濕熱

橫膈膜以下、骨盆腔以上是「中焦」。中焦的濕熱多以腸胃道為主，每次吃完飯就很容易放臭屁，因為腸胃道雜菌比較多，雜菌會代謝硫化物，硫化物有硫磺的味道，所以屁很臭；大號也很臭，而且濕濕黏黏的；這便是中焦濕熱。

•下焦濕熱

骨盆腔以下，泌尿或生殖系統的位置是「下焦」。下焦濕熱，主要是以反反覆覆的泌尿道感染或是生殖系統感染為主。像很多男性一到夏天，胯下悶熱流汗，就會長股癬，奇癢無比，忍不住一直抓，抓到流血還是沒辦法停止；還有很多女性在經期前後，就會開始泌尿道感染，陰道分泌物變多，排尿比較灼熱、刺痛；男性也常會有尿道炎、泌尿道感染；這些都是下焦濕熱。

濕熱體質的保健之道

中醫的濕熱治療方式，會去尋找濕熱的地方在哪裡，再從那裡治療。舉例來說，若是上焦濕熱，可以喝青草茶[1]，當中的魚腥草就是清上焦濕熱的藥物，它也是治療新冠肺炎的重要藥材。若是中焦濕熱，是腸胃道問題，可以喝蒲公英茶[2]。若是下焦濕熱，例如反反覆覆經常泌尿道感染，可以煮玉米鬚茶[3]來喝。

我在門診看過很多四十到四十五歲的人，健檢發現肝指數過高、有脂肪肝或早期輕度肝硬化。西醫要他們少喝酒，定期追蹤檢查，如果發現肝硬化變嚴重，或變成猛爆性肝炎再來處理，所以他們來找中醫調體質。

我診脈發現，這些人大部分都是濕熱體質造成肝臟發炎；因為長期喝酒傷害消化道、肝的循環，導致肝脾濕熱，肝功能指數過高。另外，還有一位大老闆，被太太拖去健康檢查，發現他的肝功能已經爆表，我幫他開一些像是茵陳蒿湯等疏肝利膽、清利濕熱的藥，祛他的濕熱。他吃了一個禮拜再去抽血，肝功能指數就下降到正常了。

對於濕熱體質，調飲食比運動重要；因為身體已經在熱化，不要再讓它發炎，從飲食上忌口的幫助反而比較大。濕熱體質的源頭是痰濕體質，成因在於腸胃不好；如果可以改變飲食，不要喝酒抽菸、飲食清淡，不吃烤炸辣、不吃甜食，再加上不要熬夜，只要都能做到，調養可說是事半功倍。

---

1 魚腥草一兩，大約取一千毫升的水，煮沸後轉中小火再煮十五分鐘，就可以放涼當茶喝，喝不完放冰箱。從冰箱拿出來再喝時要退冰，以免又助長濕氣。

2 蒲公英茶作法同1。

3 玉米鬚茶作法同1。

第十章 平和

體力好、吃得好、睡得香，處於身心健康狀態。

大家一定都體會過自己狀態很好的時候：早上起來神清氣爽，氣色好好，吃飯吃得香，大小便正常，蹲廁所很順利，一整天都非常有活力；晚上可以很快入睡，隔天早上起來又精神飽滿，開始新的一天，對生活充滿了希望，心情非常愉快。這種接近完美的體質就是平和體質！

陰陽平衡的平和體質

當每一個臟腑以及經絡、氣血運作正常，內在情緒、精神也都在和諧的狀態時，不管心理或身體都會感覺非常舒服，就是平和體質。比如說，有的人皮膚很光澤、氣色很好，總是很有精神、活力充沛，個性比較開朗，容易帶給別人一些正面的感受，這就是平和體質的特點。

我很認真調我自己的體質，調整到平和的狀態，基本上吃得好、睡得好，排便也順暢，平常沒有感覺有什麼太大的不舒服。而且下診後已經是晚上十點了，我還可以照樣去健身房運動，運動完繼續打報告，然後頭碰到枕頭馬上就睡著；隔天早上起床上班，繼續工作十幾個小時，我還是覺得精神飽滿；飲食上沒有太大的限制，基本上很多東西都可以吃，情緒也算穩定。我應該可以當平和體質的代表。

所以，基本上如果符合這三項：體力好、吃得好、睡得香，沒有太大不舒服，處於身心健康狀態，就可以很開心地說自己是平和體質。每一個人應該都希望擁有平和體質，但是，它可能維持一段時間，就會因為各種原因而改變。如何讓自己一直維持在陰陽平衡的狀態，就是我們要努力的目標。

好體質大多來自先天

大部分平和體質都是先天帶來的。就中醫的觀點來說，如果父母的腎氣充足，生下的小孩大部分都是平和體質。

如果父母是敏感體質，或媽媽是四十歲以上的高齡產婦，生下的小孩比較容易有先天不足的情況。如果媽媽在孕期好好用養胎的方式調養體質，讓胎兒的腎氣充足，生下來之後，他的先天稟賦也會是良好的，比較容易是平和體質。

有些天生平和體質的小朋友，從小就很少看醫生，也不覺得自己生病。有對夫妻帶小孩來診間，請我幫小孩開藥轉骨調整。我診察小孩的脈很正常，問他：「有沒有什麼不舒服？」他很無辜地說：「沒有啊！」我就告訴孩子的爸媽，小孩不用吃藥。這就是爸媽生得好，天生有好體質。但很多人都是像我一樣，必須後天努力調整；起步雖然晚也沒關係，如果我可以調整體質，大家一定也可以。

我本來不是平和體質，在當中醫之前，我從小到大都是胖胖、肉肉的，大家看到我都叫我小胖妹。我最討厭上體育課，因為運動很容易喘，對我來說很吃力。我曾經努力減肥，那時候一天大概只吃五百卡，早餐一顆茶葉蛋，午餐一盒生菜沙拉，晚餐超過五點以後都不吃東西，結果還是瘦不下來；這是很明顯的痰濕加氣虛體質。於是，當我開始學中醫之後，我決定用中醫的養生方式調理。

造就平和體質的保健之道

我怎麼做呢？從大學時代因為參加學校社團，我就開始打太極拳。後來自己當中醫師，叫病人要運動，總不能自己都不動吧！所以每天除非晚上有夜診，不然一個禮拜至少運動五到六天，都是利用下診之後去運動。除了打太極拳幫助自己疏通經絡，我還做重訓、肌力訓練、有氧訓練，也做一些瑜伽的拉筋伸展動作。

除了運動，我在飲食方面也有調整。我很容易因為緊張壓力，出現月經混亂或長很多痘痘的情況；所以我幫自己開疏肝解鬱的藥，以及準備薄荷茶調肝，並在生理期前後補腎。我的工作時間很長，幾乎從早到晚都在工作，所以我幫自己準備補腎藥，讓自己的腎氣充足，不然經期來的時候很容易疲倦、腰痠到沒辦法做事。經期後因為失血，所以我會幫自己開當歸、川芎、龍眼肉等養血的藥材。

此外，飲食一定要營養均衡，不要偏食。不要刻意吃進口或非當季的食材，因為那都是冷凍過的，比不上當季、當地盛產的蔬果來得新鮮，而且當地盛產的蔬果，品質也比較好。我就是遵循以上這幾點，身體狀況就愈來愈好。

睡覺也是一件很重要的事。如果有特別的症狀或疾病，比如肝病或癌症的病人，一定要在晚上十點半上床躺好，十一點之前睡著，因為晚上十一點至三點是肝經、膽經休養的時間，在十一點前睡著才能讓肝、膽經獲得足夠的休息，讓身體得到修復。可是，一般人可能平常忙完就已經午夜十二點，或是上大夜班的人，必須日夜顛倒；那也沒關係，只要能睡七到八小時，容易入睡，起床後精神飽滿，就繼續維持自己的睡眠習慣，一樣可以過很好的生活。

《黃帝內經．素問．上古天真論》提到：「上古之人，其知道者，法於陰陽，和於術數，食飲有節，起居有常，不妄作勞，故能形與神俱，而盡終其天年，度百歲乃去。」意思是人要順著天地運行，該勞動的時候勞動，該休息睡覺的時候睡覺，順應自然作息，就能保持陰陽平衡，健康長壽。

第二輯

善用食療，促進自癒力

國人喜歡食補，每隔一段期間，就會流行不同的食物和補品。大約有一半的門診病患都會問我：「應該怎麼吃才好？」其實，這真的是一門學問。中醫自古就有「藥食同源」的說法，但每一個人適合吃的食物和補品不見得都一樣，中醫如何看食療呢？

癌症是十大死因之首，且抗癌是一條很辛苦的路；很多人在治療期間因為藥物、焦慮、疲倦、疼痛，都會影響胃口，吃不下，體重一直減輕，讓照顧病患的人也很苦惱。到底癌症患者該怎麼吃，才能獲得更好的營養？

第十一章
廚房食材也能創造奇蹟

將飲食跟藥做整套搭配的概念，病才好得快。

中醫自古就有「藥食同源」的說法，但每一個人適合吃的食物和補品不見得都一樣。三千多年前，《黃帝內經》就將醫師分為疾醫、瘍醫、獸醫、食醫。幫人治病的是疾醫；治身體外傷的是瘍醫；治動物的是獸醫；食醫則是專門教人怎麼用食物來幫助病人恢復健康。

《周禮・天官・膳夫》也提到：「掌王之食飲膳羞」。在周代的官方有一個分科，叫做食醫，專門負責管理皇帝的飲食健康。他的職責是要把各種食材集合起來，用「五味，五穀，五藥養其病」。

食養食療，自古即有

從食療的觀點來看，**我們吃的所有飲食都是在改變身體的運作模式，也就是「養」**。《黃帝內經》提的概念也是「食養」：在「未病」時，也就是還沒有生病前就先用食物運化身體，調整成不易生病的體質；如果生病了，「大毒治病，十去其六……穀肉果菜，食養盡之；無使過之，傷其正也。」意思是，用一些作用比較強的藥物，將疾病治療到六分，剩下的就是由穀肉果菜的營養把療程走完，讓身體恢復健康。

「食療」這個名詞，首次出現是在唐代孫思邈的《千金要方》和《千金翼方》，他並提出「食治」之名，以及：「安身之本，必資於食；救疾之速，必憑於藥。不知食宜者，不足以存生也；不明藥忌者，不能以除病也。」意思是說，安身之本一定要仰賴食物，平常用食物來「養」；如果得病，就要趕快吃藥。

《黃帝內經》有云：「藥以袪之，食以隨之」，藥可以糾正身體的偏性，吃藥會調整身體的氣血變化；邊吃藥，邊調整飲食，病才會好得快。中醫是將飲食跟藥做整套搭配的概念，光吃藥但飲食不節制，病不會好。所以藥食同源是中醫很重要的思想，這個說法也很早就深入民間，比如坐月子要吃月子餐，感冒生病要吃熱粥，在什麼狀態下吃什麼食物對身體比較好，都會有考慮。

有些人會遵照農民曆後面的飲食禁忌，但其實部分沒有依據。還有人聽信民間的口耳相傳，比如生病要喝補湯，或血球低下要補充動物性蛋白質；有人吃了有效，但有些人化療後腸胃受傷，補充太多蛋白質，根本無法消化，只會增加腸胃負擔。

此外，「藥膳」又是什麼？最早的「藥膳」定義是把藥當做食物，現在的「藥膳」則是把食物當做藥，定義不太一樣。也就是說，在中醫理論的指導下，把相應的食材搭配起來，一些比較適合的藥材也納入在食物裡面，達到預防、治病和保健的效果。藥膳不一定都是用吃的，也有用喝的茶飲，比如洛神花、普洱茶等，只要是在中醫理論的指導下搭配，都可以算是藥膳。以藥膳來治病，這樣的行為是食療；如果沒有生病，只是想要養生，就是食養。

食物有四氣

中醫是從農業時代起源的醫學，老祖宗在觀察天地的過程中，也會觀察動物、植物如何對應人體，以及食物和中藥如何影響人體，並分為「四氣五味」。每一個人的經絡及臟腑都有不同的偏性，選擇最適合個人臟腑的藥性及食物屬性來吃，才會對身體有真正的好處。

什麼是四氣五味？食物吃進身體裡，能夠將能量湧現上來，讓身體的代謝反應增強的程度，分成四氣：寒、熱、溫、涼四個等級（見下頁「食物的寒熱屬性」表）。如果食物吃進來可以讓身體亢奮，代謝反應最強的，是熱性食物；如果是讓身體比較沉靜的，則是涼性或寒性食物。中醫通常會搭配使用食物；比方容易上火，口腔潰瘍、睡不著、鼻涕眼屎很黃的人，表示身體有些地方發炎，代謝反應過度亢奮，這時候就需要鎮定一下，吃些涼性的東西，讓身體的代謝反應不要這麼強。例如，主食當中的米、玉米、大豆、番薯、馬鈴薯，都是屬於平性，不太會造成身體能量的波動；小米、大麥則是屬於涼性，容易消化不良、拉肚子的人，這類食物就要少吃；糯米、黑米屬於溫性，容易上火的人也要少吃。

五味入五臟

除了能量的高低之外，還有不同的「歸經」；不同的食物有不

表　「食物的寒熱屬性」

溫熱性	**水果類**：龍眼、荔枝、榴槤、櫻桃、釋迦、金桔、桃子 **蔬菜類**：蔥、薑、大蒜、韭菜、九層塔、洋蔥、辣椒、香菜 **穀實類**：炒芝麻、炒花生、高粱、麵 **肉類**：牛肉、羊肉、鱔魚、草魚、海參、淡菜、蝦子 **其他**：麻油、茴香、胡椒、肉桂、咖哩、芥末、紅糖、黑糖、花生油、花椒、咖啡、巧克力、大部分酒類、烤炸辣類
寒涼性	**水果類**：西瓜、水梨、柚子、葡萄柚、椰子、橘子、香瓜、柿子、番茄、蓮霧、桑葚、奇異果、甘蔗、草莓、楊桃、枇杷、火龍果、棗子 **蔬菜類**：蓮藕、白木耳、石蓮花、絲瓜、冬瓜、苦瓜、黃瓜、小白菜、大白菜、茄子、茭白筍、竹筍、半天筍、蘆筍、荸薺、芹菜、結頭菜、白蘿蔔、草菇、金針菇、洋菇、海帶、昆布、空心菜、茼蒿 **其他**：綠茶、豆腐、鴨蛋
平性	**水果類**：芭樂、蘋果、芒果、葡萄、柳橙、梅子、木瓜、檸檬、鳳梨 **蔬菜類**：四季豆、黑木耳、花椰菜、紅蘿蔔、青江菜、芥藍菜、菠菜、高麗菜、蓮子、香菇、番薯葉、山藥、番薯、馬鈴薯、芋頭 **穀實類**：玉米、黑豆、生芝麻、紅豆、豌豆、黃豆、皇帝豆、米飯、水煮花生 **其他**：雞蛋、牛奶、豆漿

同的味道，可以分別入到對應的五臟。食物有五味：辛、酸、甘、苦、鹹，分別入五臟：肺、肝、脾、心、腎；五味入五臟，可以影響臟腑的機能。

例如，酸味入肝，肝虛血枯者宜食酸味食物，包括柳橙、橘子、橄欖、檸檬等；酸味補肝血，氣血旺盛，人就有精神。苦味對應心；夏天時有些人火氣大，睡不著、舌頭會破，吃苦瓜可以清心火，比較好睡，舌頭也比較不易破。以食物的五味糾正五臟的氣血偏差，透過不同屬性的食物把能量調回來。

食物的作用因人而異。比如，喝蘆筍汁很清涼，在這個人身上可能是涼性；但平常很怕冷的人，對他的屬性就會偏寒。有對夫妻，太太更年期，吃辣會口乾舌燥、睡不著；先生是寒性體質，喜歡吃辣、吃咖哩，辣味對先生來說很適合，可是對太太就是火性太過。中醫的屬性是一個相對性的天秤，每個人都應該按照體質與當下的身體狀況予以調配。

很多癌症病患問我，最近流行吃褐藻抗癌，他能不能吃？更早之前還有牛樟芝、巴西蘑菇，每一段時間就會流行一種抗癌食物，都有病人趨之若鶩。褐藻偏涼，如果罹患的是肝癌、胃癌、大腸癌等屬火性的腫瘤可以吃；但有些偏寒的胰臟癌或部分腸道腫瘤、骨癌，或打化療打到變成陽虛狀態的人，就不能吃。

一般人吃錯屬性的食物沒什麼關係，比如吃人參上火兩天就好了，吃褐藻、吃辣椒拉肚子也不會有太大的問題；可是生病的人氣血緩衝能力很低，無法很快調整回來，有可能癌症病情變得更嚴重。所以，病人的飲食更須注意食物屬性。

食補食療都要順應體質

中醫食療很重要的觀念就是跟著體質走，堅持「三因」原則：因時、因地、因人。很多人到了冬天想進補，我主張要因應體質做養生；因為，冬天體內的陽氣和陰氣都潛藏入內臟，但要根據個人體質做修補以對抗嚴寒環境，補錯了或盲目地補，會愈補愈大洞。冬天的進補要以涼補為主，養陰藥材何首烏、枸杞子、大棗、沙參、太子參，比較不會上火。但如果是糖尿病末期及癌症末期氣血極虛的病人，冬天覺得很沒有精神，我就會開十全大補湯。

很多人吃火鍋會搭配酸梅湯，認為可以降火，這是真的嗎？火鍋很燙，熱煙直冒，在中醫《傷寒論》提到，這就是一種火毒。天氣高溫炎熱，太陽直晒，心臟會受不了，頭暈得很厲害，身體的津液被太陽烤乾；這種情況跟吃火鍋一樣，因為熱氣蒸騰，身體的水分也跟著被蒸發帶走。所以，很多人吃火鍋要開冷氣、灌冰水，酸梅湯是酸味，可以生津止汗，暫時補充身體的津液，讓身體的水分不要散得那麼快。

還有人問我：「是不是身體缺什麼，就愈想吃？」平和體質的人，夏天溫度變高，身體的水分都被帶走，就想喝點水、喝烏梅汁、吃西瓜，退火氣補水分，糾正缺乏津液的狀態。冬天到了會想吃溫的，讓身體的熱可以輸布到全身，比較不會手腳冰冷。這些做法都是對的，但前提是身體的氣血運作必須在正常狀態。

有些人臉上長很多痘痘，可是還是想吃烤炸辣甜的食物，因為覺得很過癮，這是屬於疾病的狀態。現代醫學有個理論：腸胃道的細菌決定你想吃什麼。如果身體健康、腸胃道住著益菌，可以幫助你想吃有益的食物；若腸胃道處於發炎狀態，一些雜菌就會找上發炎物質，讓你吃對身體不好的食物。而發炎物質還會對大腦造成短暫的欣快感，所以吃了這些食物會感覺過癮，但就好像毒藥一樣對身體有害。如果吃完覺得舒服輕鬆，精神及體力都有變好，這才是吃對食物，身體因此會有正向循環。

未經中醫診斷，當心補錯了

我必須再次強調，不論食療還是食補，一定都要在中醫的理論之下進行，也就是必須經過中醫師診斷。像我平常都是在看重病，常有癌症病人問我：「親友送的補品可以吃嗎？」許多人以為，對陰虛的病人就要送靈芝，對氣虛的病人要送西洋參，要解熱毒就送牛樟芝，身為一位中醫師對這樣的情況真是感到生氣又好笑。送補品的親友是好意，但是他們怎麼會知道病人的身體到底是陰虛還是氣虛？

還有，現在大家看韓劇，常會看到有人要加班覺得好累，隨手就打開一包高麗人蔘濃縮液來喝；我就在想，熬夜陰虛，偏偏這樣亂補，明天一定會嘴巴破。所以，即使沒有生病、單純只是要養生，也必須要有中醫的診斷，否則很可能會適得其反，未蒙其利先受其害。

第十二章 防癌的健康飲食

運用食物的偏性，矯正人體的內在環境。

有一位同時罹患乳癌、慢性血癌的患者，她的姑姑、阿姨、叔叔、媽媽都是因為癌症往生。還好她有概念，年年做健檢，及早發現，及早切除乳癌病灶。可是，她還是會擔心復發，不知道該怎麼在平常的飲食中預防？不單是她，凡是有癌症家族史的人，一定也要關心如何利用飲食來防癌。

防癌飲食因人而異

中醫的飲食調理，是指運用食物的偏性，來矯正人體的內在環境，達到陰陽平衡，基本上就能遠離癌症。但如果吃得不對，會加劇體質偏差，就更容易罹癌。所以，防癌飲食不是固定的套餐，而是根據每一個人不同的情況和體質，而有不同的飲食模式。

比如，火性及濕熱狀態，往往讓人變成容易發炎的體質，就有可能會發展成癌症。有一位病患三年前開始更年期，全身發炎的情況很嚴重，經常口乾舌燥、睡不著，但她還是很常吃一些燥熱的食物，一直都沒有調整。三年後她來找我，果然引發火性的疾病，她被診斷出罹患白血病，也就是血癌。

如何知道自己是癌症的高危險群？主要是看家族史和個人體質，先留意自己的家族好發什麼癌症。例如，前面提到的乳癌、慢性血癌患者，她的家族有乳癌、大腸癌，或頭頸部的腫塊病史，這些都是屬於比較火性的癌症，必須要避開熱性的飲食；如果是子宮頸癌，以及一些偏骨盆腔的癌症，就不能吃痰濕、會化熱的東西，比如太甜的食物都要避免；有一些是寒性的癌症，像是部分的淋巴瘤、胰臟癌、小腸腫瘤，就不能吃太多寒性的生機飲食。

所以，同樣的食物，對不同情況的病人，有的可以發揮治療作用，有的卻無效甚至有害。例如，有一位長期來看診的九十一歲伯伯，他有皮膚癌，但不想化療，也不想動手術，一直以來都是吃中藥控制。後來不慎感染新冠肺炎住進加護病房。因為他很喘，必須使用呼吸器，還有很多痰，我一方面要控制他的癌症，也要抑制病毒，還要處理肺炎，所以用了大量的魚腥草，以及石膏、款冬花、黃耆等。西醫也幫他開抗生素及抗病毒藥。兩個禮拜後伯伯脫離呼吸器，轉到普通病房，但因為一直拉肚子，就不想吃藥了。我請他的家人在出院回家後煮糙米粥，加點蓮子和薏仁給他吃，要煮得爛爛的、好入口也好消化。回診時，家人說伯伯已經不拉了，精神和體力也很好，可是家人對於他不吃藥這件事情很擔心。我告訴他們，糙米、蓮子、薏仁本來就是中藥，同時也是食物，如果這些食物可以讓他的身體好轉，那就是藥。伯伯的情況是肺脾兩虛，所以給他的食物就是要能補脾又補肺，加上因為他的痰很多，所以還要能化痰；將糙米、蓮子、薏仁加起來，就能達到這些功效。

另外，有一個中年婦女，身體長了很多良性的脂肪瘤，又有子宮肌瘤和甲狀腺瘤；她想透過中醫調養，不要讓身體長那麼多腫瘤。我幫她把脈，都是痰濕的脈象。我告訴她不能再吃甘味的東西，她說自己並不喜歡吃糖。可能很多人跟她一樣，以為中醫說的甘味是糖，其實不是，而是在說五穀澱粉類食物不能多吃。她恍然大悟，她平常的一日三餐不是吃麵，就是饅頭、白飯，結果身體運化不了那麼多甘味，就會到處長腫瘤。所以同樣是澱粉類，糙米粥對伯伯來說是好東西，但是這位病人卻必須忌口。

地域影響體質

人生活在不同的環境，也會形成不同的體質。台灣屬於海島型氣候，環境濕熱，又盛產很多水果，因此台灣人的體質多有痰濕傾向。

一位淋巴癌患者來找我，他已經第三次復發，化療多次，但癌細胞都沒有消除。我發現他是非常嚴重的痰濕體質，但他覺得生機飲食很好，所以每天打五蔬果汁、吃生菜沙拉。我告訴他，淋巴癌屬於痰濕，又吃寒涼的蔬果，只會愈吃愈寒，淋巴癌一定反覆復發。

在我們醫院養護之家的護佐，很多都是來自越南的年輕姑娘，她們經常哭喪著臉來找我，說自己在家鄉時皮膚吹彈可破，但為什麼來台灣之後滿臉油光，狂冒又大又會化膿的痘痘？還有人鼻子過敏，發了很多蕁麻疹，甚至月經不來，不知道身體出了什麼狀況？我告訴她們，這是因為台灣氣候比越南潮濕，飲食也比越南甜，所以她們容易冒痰濕型的痘痘，包括月經不來也都是痰濕的現象。我幫她們開可化痰及軟堅散結的散腫潰堅湯，以及清熱解毒的夏枯草等緩解症狀。她們在台灣工作，沒有辦法避開台灣的飲食，但我告訴她們不要吃辛香的食物，因為越南飲食喜歡加很多辛香料，在當地吃沒事，但在台灣，她們的體質就不適合，吃多了會化熱及走表皮膚，出現冒痘痘的情況。如果有機會的話，多喝點薏仁漿或四神湯，改善痰濕的體質，也有助於預防癌症。

到底癌症是跟一個國家人民的體質，或是地方性的飲食比較有關？有研究指出，日本人常吃醃漬食品，好發胃癌、消化性癌症。日本人移民到美國的第二代，飲食習慣改變了，好發胃癌的機率就比在日本的本國人來得低，但比美國人高。所以癌症跟體質、飲食都有關係。

一般來說，炸烤辣這些燥熱的東西盡量不要吃，這和西醫強調的防癌飲食觀念很一致；高溫飲食會讓身體產生自由基，增加罹癌機會，所以要少吃。還有，太甜的也不要吃，會對身體比較好。

防癌飲食依癌症部位而異

中醫也會看家族史好發的癌症是在哪個位置，而給出不同的飲食禁忌。

偏人體上部的癌症居陽位，比如鼻咽癌、口腔癌等頭頸部的腫瘤，以及肺癌、食道癌，都是偏熱性的癌，忌菸酒、檳榔及辛辣溫燥的食物，像是牛肉、羊肉，以及蔥、薑、蒜、薑黃、咖哩等，吃了容易口乾舌燥的都不行。薑黃雖然可以抗癌，但因為是熱性，罹患過頭頸部腫瘤的人千萬不要吃；相反地，可以多吃些生津的食物，比如酸梅汁、木耳，對身體比較有幫助。

此外，偏於體表外在、表皮性的腫瘤，比如子宮頸癌或直腸癌，屬於熱性、偏火性，忌上火的食物。伴有出血症狀的腫瘤，因為辛辣溫燥的食物會助陽化熱，加重出血，也要避免。

偏身體下部的腫瘤，比如胰臟癌、小腸癌、結腸癌、婦科腫瘤，因偏於下腹，居陰位，屬於痰濕，忌生冷肥膩的食物，以免傷陽助濕。

化痰除瘀，避免腫瘤

腫瘤有良性、惡性，除了惡性的癌症要防，有沒有防瘤的飲食呢？在中醫的說法，腫瘤就是「痰」跟「瘀」，都和不正常的細胞堆積有關。

比如，腸胃道不好的人容易有胃癌、膽管的癌症或小腸腫瘤，這是因為消化功能不好，易痰濕堆疊而產生。所以，如果曾經得過消化道癌症，要少吃生冷偏寒與不好消化的食物，例如生魚片、苦茶、涼茶、生菜沙拉等，以減少腸胃道的負擔；可多吃海藻、海帶等，有助於化痰除瘀。

有位年輕人背部長脂肪瘤，總是在開刀切除一段時間後又長，很大顆而且會痛，反反覆覆多次復發，苦不堪言。他是痰濕體質，平常又很愛喝冰的含糖飲料，我告訴他一定要把冰戒掉，因為脂肪瘤是痰的堆積，冰寒的東西最容易造成寒凝，導致不正常代謝廢物的堆積；此外，請他改變飲食，所有含糖的食物、麵包也都不要吃，再配合服用化痰除瘀藥物，一個月回診一次。他調養體質一陣子後，已經兩年都沒有再復發。

各種癌症都有前兆，比如舌頭有些絡脈或瘀點，或唇部有瘀斑，或臉部暗沉，這些瘀象都代表氣血失衡；再觀察自己的體質偏向哪一種，做對自己身體最適合的調養，就可以達到抗癌的效果。

第十三章
癌症病人必禁發物

發物容易誘發疾病，阻礙身體康復。

很多病人來到診間，都會問我「可以吃什麼東西？」其實，很多時候我覺得「不要吃什麼」還比較重要！尤其是有家族癌症病史的人，很害怕自己也得到癌症，會來找中醫師調體質，問的還是「可以吃什麼？」我都會回答：調體質本來就是中醫師會做的事，該吃的藥方我已經開給你了，其實不需要再多吃什麼，因為你吃的東西，絕對不會比我開的藥物效果更好，你要做的反而是要知道哪些東西不能吃。例如，**民間常說的「發物」，就是容易誘發疾病的食**

物。

什麼是發物？

明朝之前，發物常分散出現在「忌食」、「五禁」、「食禁」、「食忌」等概念中。也就是說，正常的人，或即將可能得病的人，會因為吃到某種食物而誘發疾病；若已經生病的人，則會妨礙既有的疾病治療，或讓病情加重，影響身體往康復的方向發展。

哪些發物不能吃，也是要看個人體質。像是容易過敏的人，蝦、蟹等帶殼的海鮮就不能吃；若體質屬於火性，則是不能吃會讓人發熱的蔥、薑、花椒、牛肉、羊肉等食物。明代《本草綱目》提到「羊肉大熱，熱病及天行病、瘧疾後，食之必發熱致危。」清代《隨息居飲食譜》也提到：「鵝，動風發瘡；雞，多食生熱、動風；胡椒動火；黑大豆性滯壅氣；蕎麥發痼疾。」這些都是在典籍上有記載會發熱的食物，火性體質的人最好忌口。

台灣人多痰濕體質，所以我都會跟癌症病人說，以後再也不能喝含糖飲料，因為糖是一種發物，會讓身體往痰濕發展；還有發酵過的，比如麵包和饅頭等麵粉製品；各種豆類製品；比較不好消化的糯米；很黏膩的肥肉；油炸及烤、炸、辣、煎的食物；乳製品包括奶酪等黏黏的食物都不要吃，以免加重痰濕。

鼻咽癌、胰臟癌病人，屬於比較寒濕體質，不能吃冷的東西，包括各式各樣的冰品、冷飲，以及梨子、大量的生菜等，但若以熟食為基礎，搭配少量生菜和水果是可以的；還有鹹菜、火腿、臘肉、香腸等醃製過的食物也不行，因為裡面有一些容易腐壞的物質。

不忌口，最嚴重會致命

上述這些都是先民在跟疾病鬥爭的過程中積累的經驗，可能有人會說，他都有吃這些食物，也沒受到影響！但是我有一個非常鮮明的例子：一個在接受化療的腎臟癌病人來找我治療，情況控制得很好，每一次化療都很順利。有一天，突然癌細胞一發不可收拾，我問了以後才知道，原來她的姐妹拿了醃製的蜆仔給她吃，因為這是她從年輕就愛吃的食物。

我告訴她以後再也不能吃了，因為蜆仔是帶殼的貝類，又是生的，加上用蒜、糖、醋等醃製，等於把所有發物集合在一起；而她原本就有糖尿病，又愛吃這些發物，原來這就是她罹患腎臟癌的原因；現在治療期間又再吃，所以情況才會控制不了。後來她忌口了，我再幫她調理好，病況終於穩定下來。沒想到她又貪嘴吃了蜆仔，她大概覺得吃一點點沒關係，偏偏這次非常嚴重，還不斷地拉肚子，住進加護病房一個多月才出來。所以發物嚴不嚴重？對有些人來說，嚴重起來真的是會致命！

中醫一直強調不要吃這些東西，到底有沒有科學依據？當然是有的！比如，蝦蟹等甲殼類當中的蛋白質，可能會引起身體的過敏反應，造成身體的壓力。還有像是酒精、蔥、蒜等刺激性比較強的發物，容易導致心血管擴張、血流加速；如果身體本來就有發炎反應，就會因此擴散，這就是我們中醫所說的「疔瘡走黃」。

曾經得過癌症的人，要避免再復發，這些發物一定要忌口；即使是一般人，最好也要少吃。總之，高油、高脂、低纖維的飲食，以及喝酒、抽菸、吸二手菸等，都是現代醫學研究證實的致癌原因，一定要避免。

另外要提醒的是，台灣人的飲食習慣也潛藏致癌危機。例如，台灣人很愛使用糖、醋等各式各樣的調味，《黃帝內經・素問・五臟生成篇》提出：「味過於酸，肝氣以津，脾氣乃絕；味過於甘，心氣喘滿，腎氣不衡。」所以，為什麼很多台灣人有胃癌、大腸癌等脾胃方面的疾病，以及長痘痘等濕熱的問題？其實，這都和我們的飲食習慣有關。

我們必須刻意避免某些飲食，比如不宜吃過度生冷的；尤其是有白帶、常會暈的人就不能吃冰，否則容易引起脾胃損傷，等到年紀大的時候，不適的症狀就會表現出來。很多人會在更年期之後來問我，為什麼年輕時這樣吃都沒事，現在會有事？就是這個原因。

第十四章

得癌症，怎麼吃才最好？

飲食得當，可以改善治療的副作用，更有體力對抗癌細胞。

癌症是十大死因之首，且抗癌是一條很辛苦的路，很多人在治療期間因為藥物、焦慮、疲倦、疼痛等等而影響胃口，吃不下，體重一直減輕，讓照顧病患的人也很苦惱。到底癌症患者該怎麼吃，才能獲得更好的營養？

營養一定要足夠

早期中醫稱癌症為「岩症」，因為癌症就好像土石流崩塌，大大小小的落石堆在山邊的混亂狀態。身體的氣血逆亂到很嚴重的程度，失衡到極致，呈現最偏差的狀態，就是癌症。

臨床上有兩種方法來控制腫瘤，一種是針對腫瘤局部病變，用手術、放療、化療來袪除局部病變；另一種是整體策略，運用中藥、飲食調理等綜合措施，改善人體的整體狀態和環境，以期腫瘤和人體和平共處。

但，癌症患者要怎麼吃，對身體最好？並不是某種食物很好就猛吃，或是一味不吃某種食物，而是要根據個人的體質差異，陰陽盛衰搭配。一般人吃錯沒關係，但對於生病的人來說，氣血緩衝能力低，食物偏性會放大，讓身體更失衡。

有一位痰濕體質的患者，非常嚴格地吃素，蛋奶都忌口；因為完全沒有攝取蛋白質，反而更助長痰濕。我請她買蛋白粉、黃豆粉來吃，補充身體所需的蛋白質，身體才好轉。

很多人都有這個迷思，認為罹癌是體內有很多毒素；其實主要是身體免疫力失調，沒有抵抗力，才會讓癌細胞一直生長。所以，抗癌一定要攝取足夠的營養，才能幫助自己的免疫系統可以正常運作，戰勝癌細胞。

有些食材的作用，提供癌症患者參考：

- **補氣養血**

如薏米、山藥、糜粥、桂圓、大棗。

- **養血調經、益肝補腎**

如石榴、無花果、香蕉、檸檬、葡萄、核桃、木耳、芝麻、山藥、綠豆、牛奶、雞蛋。

・清熱利尿

如冬瓜、西瓜、木瓜、香蕉、綠豆、馬齒莧、綠茶。

・安神健脾補腎

如桑葚、蜂蜜、蓮子、百合、銀耳、香菇、胡桃、黑芝麻。

・化痰利咽、軟堅散結

如枇杷、荔枝、梨子、杏子、海參、海帶、海蜇、紫菜、魚、香菇等食物。

・健脾胃的食療

黃耆山藥羹：黃耆水煮半小時，去渣，加入六十克的山藥片，再煮半小時，加麥芽糖（有便祕問題的患者加蜂蜜）即可。每日早晚各吃一次。具有益氣活血，增加食欲，提高胃腸吸收功能的作用。

依癌症治療方式考量飲食

癌症飲食因人而異、因病而異，而治療方式不同，飲食的選擇也會不同：

・手術

若需要全身麻醉開刀治療，心臟要很有力氣，才能在麻醉過程中保持穩定的血液循環，所以要養心。針對年長的患者，我都請他們多喝點參茶，比如人參、太子參、粉光參，讓氣血處於較充足的狀態再接受手術。

而在手術前後，以及化療、電療前，營養要充足，以好消化、顧腸胃的食物為主，比如米飯、地瓜、山藥、小米粥、五穀粉。如果是茹素者，建議豆、蛋、奶都要吃，才容易攝取足夠的纖維蛋白，開刀後才能促進傷口癒合，化療後也才會長血球。

・電療

接受電療的病患，身體的水分被強烈的放射性能量燒乾，因此口乾舌燥，建議喝梨子汁、蓮藕汁或蘆筍汁，或料理五汁飲[1]，可生津。而電療後虛弱發燒，食慾不振，可泡蓮藕粉來吃。蓮藕粉的熱量高，會讓病人很有飽足感；而嘴巴破、屬於燥熱狀態的人，蓮藕粉清熱滋陰，對改善症狀也有幫助。

・化療

多數化療藥會影響消化道，造成食慾不振，拉肚子，或腸胃道不蠕動，出現便祕問題；因此，化療病人飲食宜清淡，以顧護胃氣；忌生冷肥膩，以免聚濕生痰，更傷脾胃。

接受化療的病人可以吃些幫助消化的米湯或山藥粥。米湯是將白米煮到化開，濃稠的米湯是很好的補氣料理，好吸收且會在腸胃道上形成一層黏膜，有利於腸胃道的修復；山藥煮湯加生薑、紫蘇，也有助於恢復腸胃道的功能。

有一位化療病患因濕邪阻滯，沒胃口、體重一直掉，我請他沖泡靜思書軒的五穀粉來喝，裡面的成分都可入脾胃、顧腸胃道，但因為糖不易消化，會產生胃酸，所以要買無糖的。他三餐泡來喝，可能兩小時就餓了，就再泡來喝，每天喝到六碗，一週後體重就全部回來了。不管是化療還是手術後，都很建議泡無糖的五穀粉來喝。

化療後有嘔吐副作用的人，「小半夏湯」方劑當中的半夏和生薑，都可以止吐。也可以以紫蘇加生薑煮湯[2]，幫助腸胃道蠕動，

1以梨、藕、荸薺、鮮蘆筍根、甘蔗汁，放入果汁機打成汁。

2紫蘇葉十五克，生薑十五克，加水煎煮後放適量的紅糖，每日飲用二～三次。

可化解想吐、食慾不振、消化不良的問題，讓胃口變好。如果沒有紫蘇，煮湯時丟五到十片薑片，辣辣的湯可抑制嘔吐感。比較嚴重的人不會真的吐出來，只是有揮之不去的反胃感，有些人會因為這樣而不敢吃東西，體力恢復慢；這時如果服用能促進消化、保護腸胃黏膜的神麴、麥芽、茯苓，胃口會較好。

治療癌症的化療藥及標靶藥有分寒性和燥性，癌症病人的飲食建議也要隨著調整。例如，腸胃道腫瘤的標靶藥，以及卡鉑、鉑金類化療藥都比較寒性，病人忌食香菇、海帶、綠茶，以及生冷的水果，寒性的香蕉、菜瓜、冬瓜都不要吃；可以吃一些溫熱的飲食，比如薑、馬鈴薯、桂圓。而乳癌、肺癌的標靶藥物屬於燥性，打完後身體會起很多皮疹、蕁麻疹或癢疹；因此，在療程中要少吃餅乾、麵包及烤過的食物，以免身體更燥。可以吃一些對滋潤皮膚有益的的百合、銀耳、木耳，可以使皮膚狀態維持穩定，比較不會起疹。

惡性腫瘤是消耗性疾病，加強營養，平衡膳食，對腫瘤患者的康復很重要。基本上，癌症患者的飲食以營養、易消化、清淡為主，多攝取高蛋白、高碳水化合物、低脂肪，以及富含維生素C、維生素A的食物；忌烤、炸、辣、麻、生食、加工食品，並且禁菸酒。接受放療、化療期間，盡量食用粥品，並且少量多餐，有利於消化和吸收。

建議患者按照一般的原則進行飲食調養，不要過分忌口和滋膩大補。若預期癌症患者的生存期較長，可以要求他忌口，但對於末期患者則不須強調，只要是他想吃、能吃的，就隨其所欲盡量滿足，以「胃以喜為補」為原則，讓身體得到愉悅感為先。

第三輯

藥療助攻，勇度抗癌難關

抗癌是一段艱辛的過程，手術、放射線治療或化學治療，是癌症病人目前不可避免的治療模式。不少病人常因為擔心副作用，造成生理心理很大的不適與壓力，甚至可能因為過於恐懼而畏懼正規治療，轉而尋求偏方，延誤治療良機。

其實，在西醫常規治療中，搭配中醫的共同照顧，可為病人帶來諸多好處。癌症手術前後，如果能夠適時借助中醫藥調養，不僅可以縮短恢復期、減少併發症的發生，還能讓手術更順利，身體更快康復。

針對癌症化療、放療等治療後常出現的腸胃不適、落髮，或療程中會有的口乾、嘴巴潰瘍、腹瀉等症狀，中醫療法可以幫助癌症病人緩解苦不堪言的副作用、修復身體機能，甚至可幫助病人調整為更有利於殲滅癌細胞的體質。

第十五章

術前術後的中醫調養

中醫可以為癌症病人提供術前術後的調養，成為病患最安心的後盾。

有一位胰臟癌轉移到肝臟的病人，準備要接受胰臟切除手術，肝也要切掉一大塊。因為是很大的手術，術後可能要進加護病房調養好幾天，他很害怕，不知道該怎麼辦。我跟他說，中醫可以幫他在術前術後進行調養，加速身體復原。

進行癌症手術，是一段艱辛的歷程，除了西醫動手術之外，其實中醫也可以做術前術後的調養，提供病患最安心的後盾。

術前調養有益氣血順暢，幫助止血與組織修復

為什麼手術前和手術後需要中醫調養？想想看，同樣一個人，如果身強體壯地接受手術，在手術的過程中，心臟及血液循環的狀態都會比較好，術後復原的速度也可以加快。

接受癌症手術的病患當中，醫生最擔心的就是合併有糖尿病的患者，因為糖尿病人的傷口癒合不佳。經常有糖尿病人來就診，他可能只是不小心被紙割到或碰到桌腳，光是這樣的小傷口，都要一、兩週才會好。如果他要接受手術，糖尿病又沒有控制好，傷口的復原期就會拖很長。

基本上，癌症病人在術前接受中醫調養，可以達到兩個目的：

•維持血行順暢

由於全身麻醉對心肺循環是很大的負擔，所以較大的手術會要

病人先做心臟超音波，確定心臟功能比例在六成以上，才有辦法進行全身麻醉手術。在全身麻醉時，人體是屬於呼吸抑制狀態，肺部循環必須倚靠呼吸器運作；如果心臟循環不好，術中血壓太低，有可能會醒不過來。術中血壓低也會造成組織灌流不佳，也就是傷口的修復能力會變差；所以，維持血行的順暢非常重要。

我建議最好術前一週，或至少三天前，要請中醫調養。有一位七十幾歲準備開刀的病人，他有糖尿病，長期抽菸，有一些肺部的問題。我針對他的臟腑機能做調整，在術前開了附子、人參、黃耆等，能幫助心臟更有力的藥物，讓他可以安全承受麻醉的過程。

有些癌症病人已經接受過三個月到半年的化療，先讓腫瘤縮小到一個局部的範圍再切除；但因為身體接受化學藥物治療後，已經很虛弱，免疫力及修復能力都變差，接受大手術會對身體造成很大的負擔。這時，中醫可以幫助他補氣養血，讓心肺循環、全身血液系統的循環功能都提升。

・幫助術中止血、降低組織沾黏

癌症術前，中醫還會用一套引經藥。比如說，要動胃部手術，要把胃切掉一部分；我會開補氣養血藥，再搭配陳皮、香附等入胃經的藥，讓氣血到胃經，促進胃附近的淋巴循環、血液循環可以比較順暢，也讓胃部一帶的傷口比較容易止血與修復。

有很多病人已經動過大手術，因為第二次復發，需要再動大手術，就會找我做術前調養。他們動手術後都會告訴我，主刀醫生表示開刀比想像中還要順利，不管手術部位切除哪裡，都可以很快止血，而且切口部位的沾黏也都很容易清除，血壓、呼吸循環都很穩定，術中沒有發生什麼大的狀況。原本預估開刀要五個小時，提前一、兩個小時就完成了。

術後調養降低發炎，加速復原

此外，癌症病人在術後接受中醫調養，也可以達到兩個目的：

• 降低發炎反應

術後會有很多傷口，而且許多都是橫斷的切口，身體組織需要將其修復癒合，血管需要經過重建，血液循環才會重新建立一個正常的灌流。但包括小血管、肌肉或器官，都會因為被切割而出現強大的發炎反應，傷口紅腫熱痛，這就是中醫說的毒性反應。

我常用銀花、當歸、玄參等清熱瀉火的藥來消退發炎的反應。

另外，如果血管比較不健康，有硬化與糜爛的傾向，附近的組織通常也會循環不良，堆積很多淋巴液，傷口就會浮腫。也就是說，如果有傷口，附近組織也會一併發炎紅腫，甚至有滲出物，就是所謂的「痰」。我在術前術後都會先開一些化痰散結的藥物，比如茯苓、蒼朮、白朮、白芥子，讓組織的通透性恢復正常，以避免液體堆積，促進傷口復原。

・加速組織修復、恢復器官功能

術後的傷口組織修復，都要耗費身體非常多的蛋白質。纖維母細胞製造的蛋白質就像身體的漿糊，會把切口黏起來，讓血管重新接回，這是因為身體有自我修復的能力。但如果病人在術前就已經是血虛、氣虛，尤其是血虛，意味原本蛋白質就製造不良，也沒有足夠的能量去產出足夠的纖維母細胞，傷口的復原能力當然很差；這就好比是要蓋房子，卻沒有鋼筋水泥材料。所以術前術後，我都會開補氣養血的當歸、黃耆、刺五加、肉蓯蓉、仙鶴草、川七等藥物，幫助身體製造足夠「重新蓋房子」的材料。

可是，如果沒有給身體一個訊號，怎麼知道幫病人補的氣血要抵達傷口的哪個地方？這就是中醫聰明的地方。例如，前述提到有患者要進行肝臟切除手術，我就用一些引經藥，比如川芎，把氣血引到肝臟。我在術前就幫他開調養的藥，他術後在加護病房住了一天，就轉去普通病房；一個禮拜後，復原得很好，可以出院了。

如果是較靠近下肢部的手術，要增強下肢循環，我會用桂枝。如果病人要動腦部手術，我可能用川七、石菖蒲、鬱金等藥物，可以引經到腦部。藥引所至的臟腑，它的氣血循環就會比較好。重要的是，補血之外還要活血，像仙鶴草、川七、澤蘭，都是活血、養血，又補氣利水的藥物，可以讓局部循環保持順暢，否則漫無目的胡亂補氣血，反而會使得氣血全部鬱積在局部，容易造成更大的發炎。

總之，癌症病人在術前術後透過中醫調理，加速氣血循環，不僅可以縮短恢復期、減少併發症的發生，還能讓手術更順利，身體更快康復，值得病人與家屬納入治療計畫中好好考量。

Q&A 診間答客問，一次講清楚

Q：癌症術後，可以自己燉補湯喝嗎？

A：很多家屬會有個迷思，雖然知道手術對病人的身體是很大的破壞過程，會耗費病人很多能量，但不去找中醫師調養，而是買一些黃耆、枸杞、當歸等補氣養氣的藥，每天燉湯給術後的病人喝，沒想到傷口反而嚴重發炎，一直都好不了。這是因為在傷口發炎嚴重的狀態下，亂用補氣血的藥物會造成上火，反而不利於傷口修復。甚至對於有些屬於火性的腫瘤，像乳癌、食道癌、口腔癌，萬一術後體內還有殘存的癌細胞，亂補反而促進癌細胞生長。

一位乳癌病人，因為不當進補，自己拿當歸、人參來吃，導致半年後癌症就復發。如果是我的話，我會用何首烏、山茱萸等藥物把血補上來；補氣會用刺五加、黨參，不會用大劑量的黃耆、人參，以免助長癌細胞復發。所以癌症術後不宜隨意進補，建議還是要請教中醫師，依個人體質來調養。

Q：癌症手術前後找中醫調養，會影響後續療效嗎？

A：若會影響，也是擴大增益的正向影響。這是中西醫合療的目標：西醫負責開刀，以及化療、電療等，中醫負責調養身體。術前調養，可讓手術更順利，過程中如果傷口出血也能盡速止血；術後調養，幫助傷口癒合、減緩紅腫熱痛，以及促進血液循環。所以，癌症術前術後，中醫真的可以幫很大的忙。

Q：癌症術後常常會暈眩，中醫可以治療嗎？

A：當然可以，但還是要經由中醫診斷暈眩的原因。如果是因為氣血不足，就要依照體質及癌症類型屬性，開養氣補血的藥來緩解不舒服的症狀。

第十六章
化療的中醫調養

在化療前後借助中醫調養身體，緩解副作用，甚至加強化療殲滅癌細胞的效果。

說到化療，很多人聞之色變，甚至很多癌症病患還沒有開始化療，就已經嚇到全身不適、坐立難安。聽聞化療很可能會發生嘴破、嘔吐、腹瀉等副作用，更是難受！

有位膀胱癌患者，化療後出現口乾、胃酸逆流及腹脹等症狀，中醫在化療前後都能幫他調養身體，緩解副作用，甚至加強化療殲滅癌細胞的效果。

在化療的過程當中，中醫怎麼介入？可以發揮什麼作用？很多癌症病人其實不知道。

修復身體與殲滅癌細胞，取得最佳平衡

化療是一個很強大的治療手段，會造成身體極大的變化與傷害。我常跟病人說，你這時候正在接受「大砲」（也就是化療藥物）攻擊，那個大砲瞄準、攻擊你體內作惡的「流氓、黑道老大」（也就是腫瘤細胞）。而中醫在協助化療或標靶治療的目標是，想辦法讓黑道敵軍傷亡，但身體的友軍不受傷；就算不小心受傷，也要讓身體的好細胞趕快復原。然後讓那些「大砲、機關槍、原子彈」都只攻擊那些壞蛋，也就是敵軍受傷，友軍不受傷。

化療有一個週期，有的是兩個禮拜打一次，有的是三個禮拜打一次，或是一個月打一次，間隔的時間多長，要看病人的癌細胞生

長週期，必須要在癌細胞長回來到原來體積的一半之前，趕緊給予下一波攻擊，讓癌細胞凋亡。如果讓它有機會春風吹又生，長回原體積的一半，甚至完全長回來，這時再打化療就比較沒效。

要怎麼讓身體的休息時間，與癌細胞的休息時間取得平衡？這是中醫介入很重要的目的。中醫要讓身體正常的組織修復好，癌細胞凋亡得乾脆徹底，然後再接受下一波的化學治療。

假設病人進行三個月的密集化療，身體因為化療攻擊處於一個不穩定的平衡而出現許多副作用，在療程當中，中醫一方面幫病人調暢氣血，提升身體的修護能力，維持氣血的運作；另一方面補氣養血，同時也加一些抑制癌症的藥物。這就是中西醫合療癌症病患的方法。

此外，正在化療過程當中的胃癌患者，我除了開黃耆、人參幫他補氣養血之外，為了不讓癌細胞有機會增長，又加兩、三錢抑制癌症的白花蛇舌草、半枝蓮，讓補氣養血藥可以補到友軍，而不會補到敵軍。過程當中，一方面讓病人修復身體，一方面抑制癌症，提升腫瘤的治療效果，也讓化療可以準時完成，不會讓病人的身體受到太嚴重的損傷。

化療後調養體質，抑制癌細胞生長

做完密集的化療療程，從肉眼或影像檢查都看不見腫瘤，並不代表癌症細胞真的都沒有了。影像學上可以偵測到的癌細胞，必須有一定的大小，但一公分的腫瘤裡有十億個癌細胞，〇．一公分的腫瘤就有一億個癌細胞，如果還有一個癌細胞躲在身體裡，影像檢查是無法查到的。當身體的免疫系統功能下降時，癌細胞就會有機會開始複製。但，這時若有中醫介入，可將體質轉變成癌細胞無法生長的狀態，讓免疫系統自己去抑制癌細胞，讓它沒有機會春風吹又生。

濕熱、血瘀等，屬於火性、熱性的體質，都是癌症好發的體質，若再加上氣血逆亂，免疫系統就會不正常，無法辨別癌細胞與正常細胞，因此免疫系統無法幫助人體祛除癌細胞。所以，中醫要調暢病人的氣血、經絡，強化免疫系統的功能，如此一來，就算體內有一、兩個癌細胞也不會蔓延。

當所有化療都結束的時候，中醫可以開始轉變病人的體質，讓身體的免疫系統自己消滅癌細胞，當初罹患什麼癌，就針對那個癌的好發體質做調養。比如胃癌，我會把胃經的痰濕去掉；淋巴癌就補腎，再把三焦的痰濕也去掉。這樣調理一段時間，如果追蹤三年都沒有癌細胞，加上從脈象、舌象上的呈現，都是屬於氣血健康的狀態，那就真的沒事了。

緩解化療與標靶治療的副作用

化療是比較傳統的癌症治療方法，對身體的副作用很大，會破壞生長快速的細胞。除了癌細胞以外，其他生長快速的骨髓細胞、上皮細胞，包括腸胃黏膜、口腔黏膜都會受到抑制，所以嘴巴會破，還會拉肚子、嘔吐。

前面提到的膀胱癌患者，他的口乾跟腸胃不適、胃酸逆流、腹脹等症狀，是因為化療藥物導致腸胃所在的中焦氣機紊亂，也使津液異常，也就是唾液分泌不正常，導致口乾及腸胃問題；我幫他調理脾胃及腎，狀況就改善了。

中醫會針對化療藥物的特性做調整。例如，有些化療藥物偏寒涼，入腸胃經、脾經或入腎經，中醫就會把這類化療藥物歸屬到中藥的歸經系統——它是一個藥毒、寒毒，寒毒會傷害脾經和腎經。

假設我已經知道病人要打鉑金類化療藥物，這是屬於寒的藥物，入脾腎，我會在化療前一週，先開溫藥鞏固脾經和腎經，像是乾薑、補骨脂、理中湯，或八味地黃丸等，先讓脾經跟腎經處於溫暖的狀態，就不怕寒邪入侵。中醫在病人做化療前，就先用藥保護好相關的組織，使其比較不會受傷，就算受傷也會比較快修復。

建議需要化療的病人在療程開始前先來找中醫，不要等到化療副作用產生，例如拉肚子或吐得一塌糊塗才來；因為這時可能連中藥都吃不下去，即使吃進去也吸收不了，身體就更難修復了。

一般來說，標靶治療的副作用跟化療大同小異，中醫處理方式也差不多。有一位甲狀腺癌患者，體重在短短半年內掉了七公斤，嚴重時甚至每天半夜、清晨都會水瀉數次。我判斷他受到藥毒引起的寒濕邪氣，干擾體內正常的消化系統功能，而影響到有效的營養吸收與氣血輸送。所以，我開立了附子理中湯和吳茱萸，強化他的脾腎陽氣，讓他的消化系統能夠有效運作並自我修復損傷；再加上葛根湯與羌活勝濕湯，祛散寒濕，改善了腹瀉及疲倦症狀。

標靶治療比較特別的是會有皮炎，產生一些疹子及血管受傷；這是因為很多標靶藥物是針對血管上皮，所以血管受傷特別厲害。我會用龍血紫草膏，裡面特別加了一些活血藥，而且是針對小血管；又加血竭這個藥物，就是龍血，可以修復血管。

總之，癌症病人在接受化療與標靶治療當中，如適時加入中醫醫療，不論對緩解治療的副作用、修復身體機能，甚至調整為更有利於殲滅癌細胞的體質，預期都有相當的助益。

Q&A 診間答客問，一次講清楚

Q：聽說化療嘴破，吃奇異果可以緩解？

A：這是一個迷思，適用於一般的嘴巴破，不適合化療後嘴巴破。

有些人可能是熬夜或感冒病毒引起嘴巴破，屬於火性的口瘡，多吃含有維他命C的水果，因為這類水果是寒性食物，的確可以修復口腔黏膜；維他命C又可以促進膠原蛋白，加速口腔黏膜癒合。不只是奇異果，多吃柳橙、檸檬都可以緩解。

但是，化療造成的嘴巴破，是黏膜生長機制受到抑制，再吃這些寒性、維他命C含量高的水果，可能腸胃道都還沒有吸收到維他命C就先受傷了。建議可以吃麩醯胺酸，給身體修復黏膜的材料；或吃些促進腸胃生長、比較溫性的藥物，例如香砂六君子湯，而不是吃奇異果。

Q：化療掉髮，可以擦生髮液？

A：生髮液適用於一般的掉髮，不適合化療掉髮。一般的掉髮像中年禿、少年禿，是毛囊受傷、毛囊發炎，塗一些讓毛囊不要發炎或促進毛囊生髮的藥物，例如生髮液，或有人會用生薑水每天塗抹，也可促進生髮。

可是，化療後掉髮，不是只有毛囊發炎而已，而是化療藥物抑制了生長快速的細胞，其中也包括毛囊。至於需不需要因為掉髮吃中藥？我認為不用。只要在化療過程當中，身體氣血維持旺盛，化療結束後，頭髮很快就會長回來。我有些病人，化療期間配合吃中藥，雖然掉髮，但化療結束後開始長頭髮，大約兩週就不戴帽子了。

Q：化療之後記憶力變差，這是「化療腦」嗎？該怎麼辦？

A：化療後專注力低、注意力不集中、記憶力變差的情況，被稱為化療腦，通常出現在腸胃受傷特別嚴重的人。腦和腸子有關，近代醫學特別注重腸腦軸，腦與腸胃道的生理內分泌連結；所以在化療中，把腸胃系統、消化系統保護好，化療期間比較不會有化療腦的問題。就算出現化療腦，開些補脾、理氣的藥物，很快就可以恢復。

第十七章

電療的中醫調養

中醫可以利用外敷或內服，保護病人做電療後皮膚不會受傷太嚴重，同時也提高修復能力。

癌症治療中的「電療」，就是放射線治療，很多患者在治療後會出現皮膚發紅刺痛甚至破皮。一位羅患頭頸癌的伯伯，覺得自己身強體壯，不需要做什麼調養，結果做完電療皮膚刺痛紅腫，只好找我幫忙，中醫為什麼可以減緩電療的副作用？

電療是用很強大的放射線（輻射線）能量傷害細胞的DNA，包括癌細胞及身上的皮膚細胞。因為放射線要穿過皮膚、脂肪層等一些正常的組織，才會到達腫瘤，進而破壞腫瘤；但與此同時，身體凡是放射線路線經過的部位也會受傷。現在有很多新的電療技術，像光子刀、電腦刀、螺旋刀等，經過程式的設計，可以讓放射線避開正常組織，引起的副作用比較小，但不是完全沒有；如果腫瘤較大，治療的次數也要比較多，例如療程在三十五次左右，經過的組織一定都會受傷，這是中醫需要介入的原因。

中藥外敷內服，減少電療傷害

中醫可以利用一些方法，外敷或內服，保護皮膚不要對放射線那麼敏感，不會受傷太嚴重；同時也提高修復能力，有助於後續的復原。在放射治療初期，多採清熱解毒、活血化瘀；中期局部氣血瘀滯加劇，除了活血化瘀，也涼血解毒；後期火熱之邪，從皮膚表面侵犯到內部，就採清解裡熱、祛瘀生肌、益氣養陰的方法來治療。

針對電療引起的皮膚問題，可以在接受電療前，就先以小本七層塔、黃柏、苦參根組成的「黃柏洗方」外敷，早晚各敷一次，每次十五到三十分鐘。因黃柏洗方具有清熱解毒、燥濕止癢、消腫止痛的功能，可提升皮膚的修護能力，讓病人在皮膚健康的狀況下接受電療，比較不會有不良反應。

前面提到罹患頭頸癌的伯伯，在開始接受電療之前的兩週，其實有外敷黃柏洗方，但是他覺得外敷很麻煩，因此沒有很積極，有一搭沒一搭地使用。結果接受完電療療程，皮膚開始出現皮癬，刺痛紅腫，當他恢復外敷頻率，皮膚炎症狀才又改善。

後期電療累積次數增加，這位伯伯的皮膚明顯發紅潰爛，就請看護每天將外敷的頻次提高，一天增加兩到三次，加上紫玉膏，清熱解毒生肌，皮膚炎狀況才又獲得大幅緩解。

中醫在緩解電療皮膚炎，不只有外敷這個方法，也可內服調理。

電療消滅腫瘤細胞，如果殘骸沒有被免疫細胞清走，就會堆積化膿，呈現發炎反應。所以，壞死的腫瘤細胞就是一個強大的發炎物質。我會用一些清熱解毒又可以治療皮膚炎的地膚子、赤芍、銀花、沙參、麥門冬等藥物，讓壞死的腫瘤細胞可以被血液循環帶走，就不會引起強大的發炎反應，電療造成皮膚炎的機會因此也會降低。當皮膚沒有局部的發炎紅腫，放射線穿透的效果會比較好，腫瘤的治療效果也會提升。

活血化瘀，修復內臟機能

電療期間如果沒有配合中醫治療，組織長期接受刺激破壞，容易在局部轉變成緊縮的疤痕組織；若沒有及早修復，進展成難以回復的僵硬變化，屆時再來處理就會較為棘手。身體本來就有溶解纖維的機制，受傷留下的疤，可能過一、兩年會逐漸變淡，甚至看不見。這時，中醫可以使用丹參、赤芍、桃仁等活血化瘀的藥，強化身體修復疤痕組織的功能。

有一個病人五年前接受頭頸部電療，接受電療的那一側脖子很緊、很硬，因此沒有辦法好好睡覺。身心科醫師開給他很重的安眠藥物，但還是沒辦法睡。我用電療後活血化瘀的方法，開了丹參、赤芍，再加上進入頭面經的清上防風湯藥物給他。兩週後，他告訴我不用再吃安眠藥，也不用吃止痛藥，症狀都好了。

電療不是只有在經過的路線，對身體造成傷害，而是在一個同心圓狀的範圍內，都有影響。

例如，乳癌患者接受電療，從乳房的部位同心圓往外擴散，胃也會有輕微的輻射能量刺激。平常有胃潰瘍、十二指腸潰瘍、胃食道逆流的病人，在電療之後，常會覺得胃很不舒服，甚至出現放射性的腸炎，有拉肚子、噁心嘔吐的現象。我用香砂六君子湯、沙參麥冬湯、參苓白朮散，修復脾胃經。把細胞修復好，讓腸胃比較強壯，就不會那麼容易敏感；就算受到輻射線傷害，也比較不會拉肚子。

Q&A 診間答客問，一次講清楚

Q：電療發紅脫皮，可以塗蘆薈嗎？

A：有幫助，但是這些蘆薈及中藥外敷製劑，都不要到電療之前才敷，否則反而會增加皮膚的敏感性，使皮膚更容易受到電療的傷害。建議在電療之前幾個小時，或前一天晚上敷，並且記得電療前一定要把藥劑擦乾淨。在電療之後，也可以繼續使用蘆薈及中藥外敷製劑，加速皮膚修護。

Q：電療醫師跟我說，什麼都不能塗，是對的嗎？

A：電療醫師怕病人自己亂塗，反而讓皮膚對輻射線更敏感而產生皮膚炎，就像塗了不恰當的乳液、保養品，皮膚會變得更敏感、更容易發炎一樣。所以一定要依照醫師指示使用適當的藥劑，才比較安全。

Q：電療後，患處內部常常會有萬蟻鑽動的癢感，無法從外部止癢，怎麼辦？

A：子宮頸癌、陰道癌等，必須用儀器到陰道裡做內電，陰道本來就比較脆弱，更年期後的婦女陰道修復功能更不好，陰道附近經常就會很癢、很刺痛。這時，我會從下焦濕熱或肝腎陰虛的方向處理，用黃柏、蛇床子、溫經湯幫助緩解不適，通常吃一、兩天，搔癢感就會降低。

第十八章

免疫療法的中醫調養

有了中醫介入，健全病人的免疫系統功能，就能更有效對抗癌細胞。

有一位胃癌患者，他不想被化療折磨，成為逃兵；後來胃不舒服就醫，已經是末期，於是接受免疫療法，同時也找我調理身體。後來他的情況還不錯，症狀和病情都緩和下來許多。

癌症治療中的免疫療法，是近年比較新型的治療方法，原理是啟動身體的免疫細胞攻擊癌細胞，相對於化療，副作用較低。中醫可以在過程中幫助調理身體，提升免疫療法的效益。

其實我們的身體時時刻刻都在產生癌細胞，一旦免疫系統發現癌細胞，就會把它吃掉；如果免疫系統無法分辨癌細胞，就會讓癌細胞伺機長大。西醫的免疫療法，就是要啟動免疫細胞T細胞，對癌細胞發動攻擊，但如果本身的免疫系統已經是弱兵殘將，那麼攻擊的效果就有限。這時中醫可以介入調理，恢復免疫系統健全的功能，就能更有效對抗癌細胞。

中醫增強免疫力，提升抗癌戰力

前面提到的胃癌患者，他是在病情變成末期後，回醫院接受第二次化療和免疫療法。這兩種療法通常一起進行，這位病人因為產生嘔吐的狀況，非常不舒服，所以來找中醫緩解。他的副作用來自化療或標靶治療，我幫他開補氣藥調理脾胃，嘔吐狀況全部都緩解；之後三個月，他每一次來醫院打化療和免疫療法，就是在醫院住兩天，治療過程都沒有不舒服。三個月後他做電腦斷層檢查，腫瘤已經變成一期，縮小到非常小顆，幾乎只有在胃的表層。又過了幾個月，外科醫師幫他手術刮除了九十七顆淋巴結，沒有癌細胞，恢復情況相當好。

另外，有的病人打了一、兩次免疫療法，效果沒有很好，這時用中藥調理，調暢病人的臟腑功能，可以讓免疫療法更順利。

有一位肝癌患者，原本胎兒蛋白指數高達 2000 ng/ml（胎兒蛋白指數 alpha-fetoprotein，AFP，被視為肝細胞癌指數，正常值在 20 ng/ml 以下），打了兩次免疫療法之後，指數只下降幾百，下降速度很慢。我開立針對肝經的藥物，用很大劑量的當歸幫他大補肝血、肝氣。因為他還有肺部轉移，一直咳血，所以我再用百合、黃耆引經到肺臟。經過三個月之後，他的胎兒蛋白指數降到只有個位數，已經正常了。腫瘤也從原本滿天星的狀況，變成只剩很模糊的幾顆，這是中醫介入免疫療法的優勢。

幫助免疫系統更精確找出癌細胞

前面提到，免疫療法就是要啟動免疫細胞T細胞，對癌細胞發動攻擊；如果免疫系統無法分辨癌細胞，就會讓癌細胞伺機長大。如何讓免疫系統更精確找出體內的癌細胞進而殲滅，中醫也有可著力之處。

有一位淋巴瘤末期的病人，希望打免疫療法試試看。但他的情況很末期，免疫療法也無餘力調動免疫細胞。免疫細胞因為沒有接收到足夠的訊號導引，不知道要攻擊腫瘤，反而在體內胡亂攻擊，有些免疫細胞跑到肺部攻擊肺臟細胞，結果導致病人因間質性肺炎而死亡。

如果他有接受中醫介入治療，中醫可以給免疫細胞訊號導引，結果可能就會不一樣。也就是說，就算免疫療法可以啟動免疫細胞，但免疫細胞也可能攻擊到不對的地方，傷及無辜，例如攻擊肺臟引發間質性肺炎，或攻擊消化系統引發腸胃炎、肝炎等。所以，**如何讓免疫細胞接收到精確的導引訊號，準確攻擊癌細胞，中醫可以助攻，將訊號道路清理乾淨，讓臟腑經絡調暢**。所以，面對不同癌症的病人，一旦他們要做免疫治療，來找我做中醫輔助治療時，我一定會針對免疫細胞要去哪裡攻擊癌細胞，把那邊的經絡調暢，避免氣血鬱滯逆亂，產生不恰當的炎症反應而發生免疫攻擊。

例如針對肺癌，我會把肺經調暢，給予入肺的百合化痰，加上白芥子、浙貝母等藥物；如果要到肝臟攻擊癌細胞，我就用調暢肝臟氣血的當歸、川芎、香附、鬱金等藥物；若是乳癌，我就調理和乳房有關的肝經、胃經，可能開山梔子、連翹，讓臟腑經絡氣血順暢。要進行免疫療法之前的三到五天，病人就要開始吃中藥，較能降低免疫療法的副作用。

雖然免疫治療的副作用比較低，但還是會有人出現腸胃道症狀，或頭痛、皮疹、口瘡等發炎反應，這些副作用和化療引起的問題大同小異，但會比化療輕微。中醫會把處理化療副作用的方法用在免疫療法上，例如腸胃問題就修復脾經，開香砂六君子湯；修復口腔黏膜可用佩蘭；修復皮膚的副作用反應，可用甘露消毒丹或當歸、銀花等藥物來緩解。

Q&A 診間答客問，一次講清楚

Q：免疫療法後，皮膚會出現紅點，該怎麼辦？

A：很多人打完免疫療法之後，皮膚出現紅點，不太癢，也不會不舒服，有時候會想稍微抓一下，這就是皮疹，皮膚有一些發炎反應。我會開促進皮膚表面循環、讓免疫系統運作順暢的藥物，像桂枝湯、荊防敗毒散、羌活勝濕湯、銀花、赤芍等，緩解這些發炎紅疹的免疫反應。有時我甚至不用藥，而是開立外擦的龍血紫草膏、紫玉膏，有些人擦一擦，發炎反應就退了。

Q：免疫療法會不會產生免疫風暴？

A：會！前面提到的淋巴瘤末期病人，就是產生免疫風暴，打完免疫療法之後過了兩天，整個肺部嚴重發炎，呼吸衰竭住進加護病房，兩天後就往生了。因為他會診中醫只有一天的時間，根本來不及訓練他的免疫系統，這個時候介入治療真的太晚。通常要打免疫療法，醫生至少都會在一週前通知病人，這時就趕快找中醫訓練及穩固免疫系統；我還會開補氣藥及補腎藥，避免病人在打免疫療法時發生免疫風暴。

Q：免疫療法比標靶、化療有效嗎？

A：要看個人情況。通常在接受免疫療法之前，醫師會採病人的癌症病理組織化驗，如果免疫細胞T細胞的受體有50%以上，免疫療法的效果會比較好，健保也會給付。免疫療法如果沒有健保給付，費用高達數十萬甚至上百萬。有的人受體表現量沒有50%，想自費打免疫療法也是可以的，因為即使受體只有10%，中醫都有辦法提升免疫療法的療效。不論採用哪一種療法，最好都要配合西醫的建議，再搭配中醫協助，促進目前使用療法的最大效益。

第四輯

治療常見癌症，中醫這樣做！

對於棘手的大病，醫療人員、病人與其家屬，都是步步為營。中西醫合治，各自從基本醫理找出互通脈絡，彼此互補，爭取在療程中做對病人最有利的方式，不僅體貼病人所需，也是全方位的治療思維。

中醫在癌症治療的角色定位是「護航」病人，配合西醫病理類型的診斷基礎，不論病人處於將接受開刀、電療或化療等不同階段，中醫都各有方案，得以幫助病人提高療效並減少後遺症，並且確保病人治療過程的生活品質，讓病人更有信心面對艱苦的療程。

第十九章

癌前病變不用慌

癌前病變是一種血瘀的疾病，常見四種證型。

有一位病人有大腸息肉症的家族病史，好幾位長輩都因為大腸癌往生。他連續三年做大腸鏡檢查，每次檢查都有好幾顆息肉，而且都有病變。西醫幫他割掉後，都說要再觀察，可是他很擔心萬一哪一天真的得到大腸癌，難道到時才要治療？他來找我，問我有沒有辦法調整體質，避免這種癌前狀態？當然可以，但是一定要有耐心。

中醫看癌前病變的四種證型

中醫認為癌前病變是一種血瘀的疾病。晚清醫家唐宗海（唐容川）的《血證論》提到「胃為水穀之海」，中醫「胃」的概念也包含了大腸、小腸，所以胃息肉、大腸息肉，都屬於胃的病變。

《血證論》又說「胃是多氣多血之腑」，當胃已經出現病變，代表氣、血也都已較長時間運化不良，組織也已經化生不良的狀態，中醫認為這是一個血分的疾病。也就是說，胃或者大腸的癌前病變，一定要從血分去處理，使用活血化瘀的藥，來阻斷細胞從良性變惡性的過程。

中醫針對癌前病變重要的治療原則，是氣和血都要調，讓身體的免疫功能正常。腸胃道的免疫系統能把不正常的細胞吸收消化掉；血液循環也要正常，才能讓正常的組織好好生長。

中醫處理癌前病變，首先要看病人的體質是哪一種類型，最常見的有四種類型：

‧濕熱型

平常愛吃烤炸辣及甜食，大便比較軟黏、有臭味的人，通常都是濕熱型。

一個五十多歲的先生，他因為經常腸胃道不適，做了大腸鏡檢查，發現有大腸息肉且癌前病變。我看他的舌苔厚膩，嘴巴經常很乾、很苦，表示他的腸胃道在發炎。我用茵陳蒿湯、蒲公英，幫他清熱解毒；因為他有癌前病變，為了避免繼續癌化，我再加半枝蓮、敗醬草等抗癌藥，就當做癌症來治療。調理了一段時間，隔年他再去做大腸鏡檢查，就沒有息肉了。

・瘀血型

如果反反覆覆一直都有長息肉的人，代表身體一定有一個實質的血液循環障礙，才會有不正常的細胞反覆增生，這就是瘀血的情況。我會放一些活血化瘀，又可以抗癌的藥物，像莪朮、丹參、延胡索，幫助腸胃道有正常的血液循環。

・氣虛型

有一位工作很忙的上班族小姐，平常吃得很少，也不吃烤炸辣，但經常消化不良，只要緊張就拉肚子，一檢查也是有大腸息肉且癌前病變。她因為太忙碌，忙到氣血不足，所以免疫系統也不正常。針對這種氣虛型的人，我會從補氣、溫補脾胃的方向，用理中湯、小建中湯、補中益氣湯等來調理。

‧陰虛型

經常感到嘴巴乾、容易破、易上火的人屬於陰虛型，因為身體常在發炎，細胞當然容易變性。如果陰虛的狀況在胃腸系統，就容易有這個地方的癌前病變。這時候就要放一些養陰的藥，像沙參、玉竹、地骨皮。如果癌前病變的地方還是有化生不良、比較嚴重的情況，再看病人的腸胃情形，我會開一些像是蒲公英、龍葵等抗癌藥給他，緩和癌前病變的狀況。

癌前病變的治療與保養

中醫看待癌前病變非常積極，因為這表示細胞有變化，很有可能會變成癌症；所以會請病人一定要跟西醫師好好配合，定期追蹤，看看是不是真的有癌化現象。

只要病人帶著他的檢查報告來，發現大腸息肉有一點點的化生不良，我都會請病人要有耐心，給自己、也給我一些時間，把腸胃道的情況調整過來。如果是濕熱或陰虛型的人，因為腸胃道容易發炎，我會視情況加一些抗癌的中藥。西醫的化療藥物很強，不可能在癌前病變使用，但中藥是可以調整的；根據病人每一週回診的情況，如果比較累，抗癌藥少放一點；精神體力好時，又再多放一點；就把癌前病變當做癌症在治療。

癌前病變的發展時間相當久，所以相對來說治療上也需要久一點的時間。前面提到家族有大腸癌病史的那位病人，我就這樣幫他調整，整整調了三年，他也很認真吃了三年的藥。他每一年都去做大腸鏡檢查，從五顆息肉變三顆，到了第三年，有一天他回診告訴我，他最近一次檢查都沒有息肉，很感動地說他終於破除了家族詛咒。

癌前病變跟遺傳和生活習慣有關，所以病人除了定期篩檢、定期追蹤，平時也要有健康的飲食習慣，包括多吃蔬果、少吃紅肉及烤炸辣的食物，對腸胃道比較有益；也要避免抽菸，養成一週至少三次的有氧運動習慣。如果家族有很多人得了腸胃道的癌症，表示家族有這方面的癌症基因，建議一定要找中醫師做體質調整，才比較不會有罹癌的傾向。

Q&A 診間答客問，一次講清楚

Q：只要是息肉，都要割掉嗎？

A：檢查發現息肉時，先不要緊張，不是所有息肉都要切除，而是需要先釐清息肉的類型。但有癌前病變的息肉，外科醫師說要手術，就是要配合，切下來的息肉經過化驗，才知道是良性還是化生不良。如果已經病變到零期，還必須切掉一些大腸的組織。大腸癌若能早期（零期或第一期）發現，根治機會相當高。

Q：我有胃病，會比較容易長息肉嗎？

A：的確是！有一位病人經常胃腸出血，總覺得胃悶悶脹脹的，我請他去做檢查，結果發現他已經是大腸癌第三期了，可是他沒有很嚴重的症狀，只是大便會出點血而已。所以如果有一些長期的腸胃道症狀，反覆好不了，就要提高警覺，要先去做檢查，確定到底是功能性的病變，還是器質性的病變？

如果是功能性的病變，也就是大腦皮層功能失調，導致自主神經功能紊亂，產生一些臨床症狀，沒有實質性的病變，也沒有息肉，就可以在中醫這裡慢慢調。可是，如果是器質性的病變，真的有息肉或癌前病變，那麼，中醫師在用藥時也會更積極。

Q：如何預防癌前病變？

A：平常有腸胃道症狀，以及有腸胃相關癌症家族史的人，建議都要做大腸鏡、胃鏡，定期追蹤檢查，早期發現早期治療，通常就沒事了。更積極的做法是再找中醫調整體質，這需要一段時間，可能半年到三年；當檢查都沒有異狀時，就可以放心了。

第二十章 肺癌

肺為貯痰之器，肺有疾病或不健全時，就生很多痰。

肺癌，是世界發病率最高的惡性腫瘤！

有一個肺癌末期的病人，是快七十歲的阿嬤，她因為身體太虛，不能打化療，只能吃標靶藥物。以前醫界普遍認為，罹患末期肺癌大概活不過五年，不過，最近幾年很多科學家投入肺癌治療的研究，出現了相當多樣的標靶藥物。但阿嬤接受標靶治療出現後遺症，中醫怎麼幫她呢？

關於肺癌，中西醫的觀點

中醫說肺為貯痰之器，肺有疾病或不健全時，就生很多痰。痰，有可能變成腫瘤。以中醫的角度來說，肺癌最常見的類型就是痰。

西醫的診斷將肺癌分為小細胞癌和非小細胞癌兩大類；最常見的是非小細胞肺癌中的肺腺癌和鱗狀細胞肺癌兩種，占所有肺癌確診者的百分之九十左右。

・小細胞癌

顧名思義是長得很小顆的癌症，但這是從單一顆癌細胞來看，並不是指腫瘤的大小。百分之九十的肺癌患者有抽菸。它的惡性度比其他類型高，治療方式和預後也較不同，過去二十年只有化療，自二〇一九年開始有免疫療法可合併使用。中醫以虛證、陰虛為主的方向，用黃耆、熟地、當歸等可扶正的藥物來協助治療。

•非小細胞癌

1. 肺腺癌：癌細胞在顯微鏡下是一顆顆的，很像泡泡，裡面有很多黏液；因為分泌很多腺體，因此叫腺癌，但分泌很多痰的細胞變性了，所以看起來就像一堆痰。肺腺癌的患者很多都不吸菸，比較偏寒痰、寒濕型。若本身是寒濕型，忌涼冷的瓜果、甜食、冰淇淋。中醫會以化痰為主，依腫瘤特性給予不同藥物，像百合、陳皮等，做相應的保養。

2. 鱗狀細胞癌：最常發生在抽菸的族群，因為長期抽菸，一直有熱的刺激，讓細胞變性了。因以痰熱型為主，中醫會使用潤肺的天門冬、麥門冬等。患者一定要戒菸，避免吸入二手菸、廚房油煙，也不要吃烤炸辣的食物。

有些肺癌的病人平常不菸不酒，也很少外出，但每天大火快炒吸入很多油煙。我都跟他們說，改變烹調習慣，或請其他家人煮，自己不要再去吸廚房的油煙了；只要是會助長身體的熱症，讓痰熱更厲害的因子，都要盡量避開。

中西醫如何治療肺癌？

肺癌症狀多半不明顯，有的人胸部輕微疼痛，有的只是咳嗽，大約百分之六十五的患者確診時已是晚期。

西醫治療肺癌方式，會把病人的肺癌組織拿去檢驗，看癌細胞是否有突變。不同的突變狀態，表皮結合的蛋白質不一樣，就可以對應到不同的標靶藥物。目前標靶藥物是肺癌治療的主流，且有納入健保給付。

前面提到的阿嬤，因為年紀大，打化療對她來說非常吃力，考量標靶藥物的毒性相對較少，除了可能引起皮疹、腸胃道不舒服之外，沒有什麼其他副作用，所以她選擇標靶治療。但她因為體質關係，吃標靶藥物後，全身皮疹嚴重，嘴巴、皮膚、手腳也發炎潰爛，她不敢再吃標靶藥物，就來找中醫治療。

我先用潤肺的方式。因肺主皮毛，肺腺癌病人是肺的機能出問題，加上一個傷害皮膚表面的藥物，潰爛就更嚴重。我給她大劑量的黃耆、當歸，修復氣血；再給銀花，清標靶藥引起皮膚炎的「熱」。皮炎治好後，她再吃標靶藥，引起的皮炎症狀非常輕微，腫瘤指數也下降了。

所以，就算是晚期的患者也不要放棄治療。而如果有家族史或有抽菸的族群，以及五十歲以上的人，因為早期肺癌完全沒有症狀，建議做健檢的時候，多加一項低劑量電腦斷層掃描，〇．五公分的肺癌都可以被早期發現、早期治療，很快就能痊癒。

Q&A 診間答客問，一次講清楚

Q：肺癌患者吃哪些食物比較好？

A：要看身體是屬於哪一型，寒濕型還是痰熱型？最重要的是，絕對不要吃太甜的零食、餅乾等會助長痰熱、痰濕的食物。可以多吃些溫補肺的食材，例如，蘿蔔化痰熱；白木耳潤肺；桑葚及茄子顧腎氣。

建議肺腺癌患者可以喝百合梨子湯，可化痰、養肺陰：

．材料：梨三個、冰糖三十克、百合（乾）五十克。

．作法：1.百合洗淨，泡水三十分鐘。2.梨蒂橫切，挖空梨心。3.百合、冰糖放入梨子盅，蓋上梨蒂頭。4.放入蒸鍋蒸三十分鐘即可。

Q：治療期間胃口差，可吃冰淇淋開胃嗎？

A：有些肺腺癌患者會合併做電療，電療之後口乾舌燥想吃點冰淇淋，其實沒有不可以。雖然甜食會生痰濕，但，就只怕病人沒胃口、都不吃東西，那就不會有體力；而冰淇淋很好吞嚥，又有熱量，這時，中醫可以開化痰藥物，例如苓桂朮甘湯、二陳湯等，讓病人比較不會因為吃甜食而容易生痰濕。

Q：術後易咳，中醫可調理嗎？

A：有些人的體質屬於氣滯血瘀型，動了手術之後，可能局部的循環還沒有恢復得很好，出現易咳的情況，西醫做了各種檢查卻都沒有問題。這時，中醫可以用血府逐瘀湯、丹參，幫忙病人活血化瘀，做肺部經絡的調理，再配合一些化痰止咳的藥物，效果都還不錯。

第二十一章 大腸癌

大腸癌最常見濕熱證型，溫補的藥吃愈多，愈快復發。

人人聞之色變的癌症，連續四十多年位居國人十大死因排行榜之冠，平均每十分十秒就有一人死於癌症，其中，大腸癌好發於五十歲以後，平均每十三人就有一人會罹患大腸癌。

大腸癌是消化道最常見的癌症。早在幾千年前，《黃帝內經》就提到「腸覃下血」，即腸子裡長了如同菇菌般的腫瘤，它像花椰菜一樣，會引起血便。《瘡瘍經驗全書》也提到「多有飲食不節……久不大便，遂至陰陽不和」，意思是若飲食沒有控制，大魚大肉，就容易導致這些問題。

除此之外，中醫是怎麼看大腸癌呢？

脾虛疾病，有熱寒之分

中醫認為病變在大腸，最主要影響的是腸胃系統。若消化道和免疫功能都正常，有壞的東西長在那裡，應該可以很快消除；但若沒有，就表示腸道的免疫機轉出了問題，是一個脾虛的病。雖然是虛症，但裡面又長了很大的東西，造成腹脹又流血，也可能會有些發炎症狀，這都是熱症，所以是一個濕熱狀態。

脾虛主要分濕熱或寒濕型，可能還會夾雜寒痰、瘀症，大腸癌最常見的就是濕熱型。在治療方面，也因不同的類型而分為熱性及寒性兩種。

- **濕熱型（病灶在偏直腸／偏肛門口）：**

中醫在用藥時會用寒性的草藥。但有些人不了解自己的直腸癌是濕熱型，開完刀覺得很虛，就覺得要多吃些人參；或是有一陣子很流行**蒜頭精、人參飲這些很溫補的藥，濕熱型大腸癌患者吃愈多，腫瘤復發愈快。**

屬於脾胃濕熱的人，可吃些祛濕的苦瓜、絲瓜；不宜吃甜的、熱性的水果，例如芒果、桂圓、荔枝等。飲食烹飪建議多以水煮或清蒸為主。

- **寒濕型（病灶在升結腸／橫結腸／較靠近小腸邊）：**

寒濕型的大腸癌病人，應朝溫補的方向治療。我會用附子理中湯、香砂六君子湯，或可去除腸胃道濕氣的藿香、白芷，提升腸胃道免疫系統，讓腫瘤比較受到抑制。

這種人通常消化系統不是很健全；經常消化不良者，身體已很虛，若吃寒性草藥，癌症會愈長愈兇，副作用也愈大。

曾經有一位被診斷為一、二期的病人，不知道自己是寒濕型，他聽說有人大腸癌吃某種草藥吃到好，都不用化療，也不用開刀，他就跟著照吃。結果，這是寒性草藥，他吃了一年後，腫瘤變得很大，長到腹部，壓到輸尿管，一直血便，還引發腎衰竭。原本一期的癌症，開刀切除就沒事，可以康復再活幾十年，卻因為他自行亂吃藥，後來連開刀都不能開，很令人惋惜。

中西合療怎麼治大腸癌？

西醫化療藥 5-Fu（5-Fluroruacie）會產生的副作用以腸胃道反應為主，吃不下、拉肚子、便秘、不舒服。鉑金類藥物的副作用主要是血球數量降低，因而提高感染的風險，容易疲累；有些人會手麻、腳麻持續半年到一年，甚至連走路都有困難；並引起神經毒性，造成腎功能損傷。

有一位病人捐腎給自己的家屬，只剩一顆腎，他很擔心，不敢去化療。我給他一些保護、修護腎臟的藥，讓多餘的積水可以排出；也給他黃耆、防已黃耆湯；一週後，他的腎功能回到正常值，得以順利接受後面六次、歷時三個月的化療療程。

還有一位病人，整個化療期間都沒有接受中醫治療，等到手腳麻到不能動才找中醫。但這時候真的比較難，必須用很大劑量的雞血藤、黃耆，一些桑寄生、地龍等，去通末梢循環，幫他補氣血、養血通絡，但緩解效果有限。

所以，最好在知道要化療的一開始，就找中醫做神經修復，比如用黃耆、人參、刺五加等。大部分在化療期間有吃中藥的人，手麻、腳麻的症狀都非常輕微，且半年內消失，沒有長期的副作用。

很多人害怕手術、化療，其實只要做中西醫合併治療，接受中醫的術前術後及化療期間的調理，就可以緩解血球低下、手麻、腳麻、腸胃道副作用；千萬不要拖延不治療或自己亂吃藥，到時後悔莫及。

Q&A 診間答客問，一次講清楚

Q：怎麼預防大腸癌？

A：要定期做糞便潛血篩檢，以免延誤治療時機。如果排便有一點點出血，或平常有痔瘡，排便一直出血，就要更進一步做大腸鏡檢查。

若排便愈來愈細、大不出來，就是腫瘤體積已經很大，腸子塞住才會出現的症狀，但這都已較晚期，再來的治療都很辛苦，很可能沒辦法切除。所以要早期發現，若是一期或二期，直接切掉再做化療，預後情況都很好，存活率高達九成以上。有家族史的人也要特別留意。有一位大腸癌第三期的病人，手術後找我幫他調養，狀況很穩定；女兒看爸爸治療得很好，也來找我看她的更年期症狀。我覺得她的腸胃機能有點異常，就問她腸胃會不會經常悶悶脹脹？她說最近確實有這些症狀，但她感覺自己身強體壯，也沒有解血便。我叫她趕快去做篩檢，因為爸爸有大腸癌，千萬不能掉以輕心。結果檢查出來是大腸癌末期，且已轉移到其他地方；還好經過手術，控制得還不錯。所以有家族史（父母／祖父母／兄弟姐妹有大腸癌），或有大腸息肉、平常抽菸喝酒的人，一定要定期做糞便潛血篩檢。

Q：民間偏方白花蛇舌草、半枝蓮真的可以治大腸癌嗎？

A：一位九十幾歲的阿嬤罹患大腸癌，家人勸她開刀，她說活夠了，就這樣走也甘願。我跟阿嬤說，這不是閉上眼睛，就能舒舒服服地走，可能會沒辦法排便，肚子很脹，還會一直流血、一直喘，很痛苦的！她還是說「甘願了」。於是，我用白花蛇舌草、半枝蓮，給她當茶飲喝，再搭配一些補脾的藥。過了一年，她的腫瘤指數雖然有一點升高，但身體狀況還算穩定，沒有什麼不舒服。

所以，大腸癌是可以用一些藥來控制病情，但還是要看病人是熱性還是寒性，不鼓勵自己亂用藥；建議一定要找正統的中醫師，才能真正獲得療效。

第二十二章

乳癌

中醫相當擅長緩解乳癌因手術、化療與抗荷爾蒙療法等治療的副作用。

乳癌高居台灣女性癌症發生率的第一名，平均每三十六分鐘，就有一名女性罹患乳癌。

我有許多乳腺癌的病人，剛來找我時都哭喪著臉。她們說手術、化療、放療都做了，後續追蹤腫瘤指數也都正常，可是為什麼還是復發？跟她們互動幾次後，發現她們語氣中透露著重複的焦慮與擔心——有的煩惱小孩不知考不考得上大學；有的煩惱孫子有沒有認真讀書……；幾乎生活大小事都可以擔心。

我常告訴她們，如果不改掉憂鬱焦慮的個性，抗癌之路真的會走得比較艱難。中醫用什麼角度看待乳癌呢？

肝氣鬱是乳癌的核心病機之一

幾乎所有乳腺癌患者，在整個病情的不同階段，都可以看到情緒抑鬱的表現。有些人情緒只要一放鬆掉，癌症治療效果就會變好。因此，我一定會用一些解肝鬱、調肝的藥，比如逍遙散、柴胡疏肝湯、加味逍遙散。若偏屬虛型，用一貫煎或枸杞子，順肝氣；若她睡不著，就放歸脾湯、甘麥大棗湯，讓她情緒舒緩，能好好睡。只要情緒安穩、不要焦慮，接下來的治療就會輕鬆很多。

我每次都會很認真地對乳癌患者說：你要學會調息、放鬆、靜坐，疾病才比較能控制；若沒辦法放鬆，就看可以讓自己笑出來的喜劇節目；其他會讓你很緊張的新聞台、很生氣的八點檔，都不要看。又例如，若要去探望得乳癌的家人，假如你的負面情緒會牽動病人，你們會抱在一起哭，那就先不要去探望她；嚴格規定她只能做讓自己開心的事情，再推薦她看一些網路上教放鬆以及教冥想的影片等。

我一些有遵照醫囑，好好放鬆、開闊自己心境的病人，第一、二次來門診時會很緊張，到第五次門診，她自己都會自嘲：「哎唷，我就是很會緊張。你看，我又緊張起來了。」當她開始可以這樣笑出來的時候，我就知道她的疾病快要看到曙光了，因為她緊張的脈象很明顯地在消失。

治乳癌：清熱解毒、軟堅散結、益氣養陰

中醫理論中，乳腺癌是由於氣血不暢、陰陽失調、痰濕內生等

多種因素引起。

乳癌經常表現為「熱毒」，因此中醫師常選用具有抗癌效果的清熱解毒藥來治療乳癌，例如夏枯草、半枝蓮、白花蛇舌草等藥物。

此外，還有益氣養陰法及解毒袪瘀法。益氣養陰法是中醫理論中的扶正法，可以調整人體的陰陽平衡，增強身體免疫力，提高抗癌能力；解毒袪瘀法可以清除體內濕氣、瘀血等毒素，達到改善氣血循環的目的。

臨床上，台灣的中醫師較常配合西醫治療乳癌患者。西醫通常選用手術、化療、電療、標靶治療、荷爾蒙療法；而中醫相當擅長緩解這些治療的副作用。

有效緩解術後手臂的緊繃腫脹

腋下淋巴結清除手術，是常見的乳癌手術之一，患者常在術後發生患側手臂緊繃腫脹。中醫很擅長調理淋巴的循環，會依上焦、中焦、下焦位置去化痰，選用不同的藥物加強淋巴循環。若割掉手部的淋巴結，則化上焦的痰。例如乳癌術後的手臂腫脹，我常用茯苓、蒼朮、香附等，將淋巴的循環打通，緩解整隻手部腫脹的狀況。也常直接選擇指迷茯苓丸，緩解腋下的緊繃感。

有一個乳癌治療後癌症追蹤都很正常的職業婦女，雖然西醫師告訴她，癌症療程已經告一段落，接下來只要定期回診追蹤就好，但她依然沒有感覺已恢復正常健康的生活。因為，乳癌術後患側的手臂，經常在天氣變化時腫脹麻木，甚至影響到她在職場的表現，也成了好強的她不想說出口的痛。她有大便軟、腸胃悶脹、脈緩等現象，的確符合痰濕證型，因此我直接開了指迷茯苓丸與防己黃耆湯給她，再搭配安神藥物緩和情緒、健脾藥物加強脾胃的水液運化。

經過一個月的治療，她的淋巴腫脹感幾乎已經沒有了。她感到不可置信，因為她的西醫師告訴她，恐怕只能與這症狀和平共存。

我告訴她，**其實在台灣的健保體制下，最棒的就是可以同時接受中西醫兩套治療，互補所缺並加強整體療效**；而中醫的化痰藥物具有促進淋巴回流的優勢，可以緩解症狀，又能調整全身免疫力的功能，為何不用呢？

中藥大幅緩解化療副作用

乳癌患者接受化療藥物常見的不良反應，包括：噁心嘔吐等胃腸道不適；心肌受損等心臟毒性；骨髓抑制；口腔潰瘍等黏膜炎；手腳麻木、感覺異常等神經毒性；失眠；以及手指腳趾感覺異常等。這些局部或全身的不良反應，不僅影響化療效果，也會使生活品質大打折扣，一部分患者甚至會對化療產生恐懼，並喪失繼續治療的信心。

但其實這些副作用，大部分都能用中藥得到大幅度的緩解。以乳癌患者最常使用的小紅莓（Doxorubicin 或 Epirubicin）與紫杉醇（Paclitaxel, PTX）為例。小紅莓會導致噁心、嘔吐、頭暈、口瘡、咽喉腫痛等副作用。針對小紅莓副作用的中醫解方，是滋養脾陰、清利濕熱的藥物，讓腸胃的消化功能變得好一點，同時也增強整個消化道的黏膜癒合力，嘴巴、口腔黏膜就比較不容易破。紫杉醇的副作用是血球數量低下，人會很累、關節痠痛。針對紫杉醇副作用，中醫的解方是溫陽散濕的藥物，如蒼朮、白芷、羌活，這些針對關節的寒濕止痛藥物；再給予養陰血的何首烏、枸杞、大棗等，可預防血球低下。

經過中藥調理，大部分患者都能夠非常平順地完成整個療程，甚至有時候患者經歷中藥治療後，會覺得化療幾乎不會帶來不適感。

有一位三十五歲的病人，她是乳癌第二期，手術後繼續化療。

接受小紅莓治療後，導致嘴巴破、嘴唇也潰瘍、嘴巴很苦，完全沒辦法吃東西；腸胃道也不舒服，肚子悶、肚子脹，手腳變得很腫脹，情緒變得很緊繃，這其實就是心脾陰虛的證型。她非常害怕繼續接受化療，到診間問我，能不能停止化療，用中藥治療就好？

我先安慰她這些不舒服都可以緩解；再告訴她，我們可以用中藥先在小紅莓會經過的經絡跟臟腑的路線做保護措施，事先預防，讓臟腑和經絡運作正常，再打小紅莓就不會不舒服。我開了參苓白朮散、梔子淡豆豉湯、甘露消毒丹給她，果然她的症狀都緩解了，再下一次的小紅莓療程，也幾乎沒有不舒服。

接下來，針對她即將接受的紫杉醇治療可能會有的副作用，包括血球低下與關節痠痛感比較嚴重、人會很累，我事先給她乾薑、蒼朮、白芷這些針對關節散寒濕、止痛藥物；再給何首烏、山茱萸等有助造血功能的藥物；調理之後，她接受紫杉醇治療也沒有太大的不舒服。

如今的她，已經回到職場與家庭，又變回同時兼顧工作與子女的超強媽媽。看著她滿臉笑容的報告近況，我的心中也充滿欣慰。

緩解抗荷爾蒙療法的副作用

抗荷爾蒙療法對很多乳癌患者是一個超大的困擾。服用這些藥物的副作用如同更年期狀態，會潮熱盜汗、骨頭肌肉發炎、睡不著覺、骨質疏鬆、煩躁、代謝混亂、血壓血糖高起來、神經系統的問題，還有很多本來有的不舒服，也全部都加大，就是身體提前進入停經狀態。

很多人以為中醫治療抗荷爾蒙療法副作用的方式跟治療更年期一樣，會給予含有類雌激素的中藥，導致許多患者不敢吃中藥；甚至很多西醫師給患者的衛教之一，包括不可在西醫療程下服用中藥；但患者面對抗荷爾蒙藥物的諸多不適，卻又無處可逃。

其實，專業治療腫瘤疾病的中醫師會在擬定治療策略時，跟西醫師合作協調，並不會故意衝突搞破壞。以抗荷爾蒙藥物的副作用來說，我的策略就是調氣血，讓身體的氣血通暢。而身體雖然缺乏雌激素，但只要氣血順暢、運作良好，自然不會引起多系統的發炎。中醫最常給予的就是沙參、玉竹、玄參、麥門冬、生地黃這類滋陰藥；再給清熱補氣的黃連、黃耆、黃柏。多數人在一到三個月內，都可以得到很大程度的緩解。

建議需要使用抗荷爾蒙療法的乳癌患者，盡早進行中西醫合療，找中醫調理，讓身體可以在一個較良好的運作下，提早進入身體穩定期；之後服用抗荷爾蒙藥物，就比較不會有太大的不適感。

Q&A 診間答客問，一次講清楚

Q：接受抗荷爾蒙療法會變胖？怎麼辦？

A：因身體覺得沒有荷爾蒙，就要努力去製造荷爾蒙；脂肪組織可以製造荷爾蒙，所以身體就要趕快儲存脂肪，拚命囤積，因而變胖。有人會吃補氣藥想提升代謝，又擔心這些藥含有類雌激素，有可能刺激乳癌細胞的疑慮。

建議治療期間，先不要去想變胖這件事情；因為要面臨的外觀改變，不是只有變胖，可能還有術後乳房大小的改變、化療掉頭髮、指甲變黑、變憔悴等。乳癌病人容易因為這些改變而焦慮。如果你是家屬，這時反而是要告訴她，身體比較重要，把治療重點擺在乳癌治療。身體外觀的改變，等腫瘤指數都正常，不再復發了，大概在第三年，穩定期時再來使用比較大劑量的補氣藥和提升代謝的藥物，才比較安全。如果真的很怕變胖，可以多運動，除了預防肥胖，也可預防骨質疏鬆等副作用。

其實有許多癌症患者都說，在接受中醫療法後，本來化療掉光的頭髮，重新長出來竟然是黑的；親友也說她的臉色變得比生病前更亮、更有光澤，整個人看起來反而更加青春亮麗。其實中藥有許多「回春」的藥物，要找回美麗，要青春亮麗，還有很多的機會，把命留著，才是比較重要的。

Q：可以自己買黃耆茶來喝，補氣促進代謝嗎？

A：腫瘤有分火性跟寒性。寒性的腫瘤適合吃補氣藥，像胰臟癌、小腸的癌症、肺腺癌等長在很深層的部位，這種就適合吃；若是腫瘤屬於長在外面的「發物」，滋補的食物都不能吃，像乳癌、口腔癌很容易發出來，這種都不能吃補氣的藥物。建議不要自行任意服用，還是要請中醫師判斷。

Q：紫杉醇導致腫脹疼痛，到底要冰敷還是熱敷？

A：紫杉醇導致的腫，其實是因為寒濕導致的痛，冰敷雖然可以暫時麻痺局部痛覺，但冰敷完很多人反而覺得更腫脹更痛。其實，這時候只要在中藥當中加一些祛濕通痹止痛的藥物，就可以緩解。我常用薏仁、雞血藤，搭配小劑量的川烏來緩解病人的疼痛，通常都可以逐漸讓病人化療後的麻痛感消失。

第二十三章

肝癌

從中醫的角度來看，肝癌最重要的特徵就是氣滯血瘀。

在國人十大癌症死因順位中，已連續四十幾年排名第二的奪命癌症是肝癌。

我有一個病人，肝腫瘤轉移到肺部，一直咳血，每次回診的時候都說他今天又吐了多少血……，很像在聊日常生活一樣。其實，肝臟內部沒有神經分布，肝癌的早期症狀不明顯，逐步不知不覺地惡化，很多病人直到出現黃疸或吐血時，都已是晚期了。

要如何早期發現、覺察身體發出來的警訊？

B肝帶原者罹癌風險高

肝癌的成因，半數以上是來自B肝，約占55％；C肝占30％；其他包括脂肪肝、代謝症候群、酗酒、誤食黃麴毒素等，占15％。

病毒型肝癌的主因是B型肝炎，B肝帶原者的風險比一般人高六十倍。肝炎是台灣發生率很高的疾病，如果沒有控制好，容易從肝炎到肝硬化，最後惡化變肝癌；也有些是從肝炎直接變肝癌，沒有經過肝硬化。

臨床上有些六十歲左右的人，不知自己是B肝帶原者，偶然才發現自己得了肝癌。提醒有肝癌家族史的人，一定要定期去肝膽腸胃科做超音波檢查，或抽血驗B肝的抗體是否還在，以及胎兒蛋白腫瘤指數。若能早期發現肝癌並手術切除，痊癒的機會非常大；因肝臟再生能力很強，只要切掉病灶後，做體質調養與抗病毒治療，效果都非常好。

中西醫合力治肝癌

從中醫的角度來看，**肝癌最重要的特徵就是氣滯血瘀**。身體全身的營養物質，從腸胃道吸收之後，會送到肝解毒代謝；但若肝的解毒功能喪失，免疫系統喪失，就會產生肝癌，即肝的臟腑虛損（肝陰虛），連帶影響消化功能，造成脾虛。

臨床上有些人肝硬化，造成食道靜脈曲張。通常都是長年喝酒喝得很嚴重，嘔吐症狀造成胃食道的靜脈曲張撕裂、破損，大量的血液流到消化道系統，往下形成黑便，往上形成吐血，吐血之後就不能進食。所以肝癌跟整個消化系統的關係非常大。

中醫針對肝經的濕熱虧損、肝氣的虛損、肝陰虛，以及脾氣虛、陽虛進行治療，身體才會健全起來。另外，很多的血管會進到肝臟；肝其實就像一個海綿，肝腫塊很容易造成血液循環障礙，就像塞車；所以需要活血化瘀、祛濕熱，再補肝血，用大劑量的當歸、川芎，活化整個血流系統。當肝臟功能正常，免疫系統才會正常。

經過中醫的治療，帶動肝臟的整個血流循環。此時化療藥進來，化療藥就像彈藥，透過血流快速運輸，進入「土匪窩」裡面，沒有任何阻礙，可以直接打「土匪」，因此效果會比較好。

就像前面提到的咳血病人，本來腫瘤指數、胎兒蛋白都是2000～3000 ng/mL；我開活血化瘀的藥給他，搭配標靶藥物和免疫療法，經過三個月的治療，肝腫瘤消到很小，後來腫瘤指數甚至降到正常值，他和家人都感到不可思議，沒想到中藥搭配西醫正統的抗腫瘤方法，居然這麼有效！

中醫緩解肝癌治療副作用

西醫治療肝癌約有十種方式，其中一種重要的療法是肝動脈栓塞療法（TAE）。可以想像肝是一個由很多小河流匯集成的小湖泊，小湖泊又分出很多小河流，這時，在一個小湖泊的某個地方，長了一顆腫瘤；肝動脈栓塞療法的概念是，只要把相關的「河流幹道」塞住，讓腫瘤沒有營養，它就會慢慢萎縮。因為肝臟有非常多的河流系統，所以塞掉其中一條幹道，把腫瘤消滅，其他地方不會受影響。

肝動脈栓塞療法有電燒和酒精注射。電燒就是把腫瘤直接燒掉。酒精注射是由放射科醫師用導管去勾靠近肝癌附近的動脈，再直接用化學物質把那條動脈塞掉；也就是注入栓塞的物質，順便把一些抗癌藥物打進去，使得癌細胞得不到血流供應而萎縮。但這些外來的物質，會引起噁心、嘔吐、發燒、拉肚子等身體的發炎反應。

我以前在當西醫實習醫師時，都在照顧酒精栓塞的病人。許多病人都有這些發炎反應，發燒燒得一場糊塗，所以我剛躺下去，護士就又呼叫我，我要起來看病人、開退燒藥……可能一個晚上只睡十分鐘。

這些後遺症中醫都有辦法緩解，我會給當歸、川芎，讓壞死的物質直接被豐富的血液循環帶走，就不會堆積造成發炎；再給解毒的銀花、赤芍、天花粉，把腫瘤壞死的毒素（引發發炎的因子）解掉。酒精栓塞前三天開始吃中藥，打完後，再吃一到兩天。如此一來，第一次酒精栓塞如會有很不舒服的反應，第二次再於做完酒精栓塞後吃中藥，通常不會有不適感，緩解了酒精栓塞的副作用。

Q&A 診間答客問，一次講清楚

Q：肝癌患者可以吃花生嗎？

A：不可以！花生潛藏黃麴毒素，已被證實是誘發肝癌的主要毒素之一。世界衛生組織在一九八七年將黃麴毒素列管為一級致癌物，只是尚未訂出標準含量。平常人吃到一點微量的黃麴毒素不會怎麼樣，但有肝癌的人只要吃到一點點，病情就會更嚴重。所以肝癌患者千萬不要吃花生，建議可以多吃燕麥、蕎麥等高纖食物，對身體比較有益。

Q：擔心家人喝酒喝成肝硬化，中醫有解方嗎？

A：我有一個病人，她帶先生來找我，她說很怕先生得肝癌，因為已有輕微的肝硬化，對酒精又有依賴性，戒不掉，請問我能不能想辦法叫她先生不要喝酒？我問這位先生想戒酒嗎？他說想，可是他無法克制酒癮，這就是肝氣虛。我幫他補肝氣，以黃耆、酸棗仁等，幫他疏肝解鬱，提升肝的解毒能力。

另外，由於他對酒精的依賴性，有部分是心理因素，所以我用柴胡龍骨牡蠣湯穩定他的神經，讓他不要因為沒有酒精慰藉，就產生強大的焦慮感。經過一段時間之後，他的酒精依賴性就慢慢減少了。

Q：肝癌腹水，中醫可緩解嗎？或吃什麼能排水？

A：腹水在中醫屬於「風癆臌膈」四大難證的「鼓脹」。《黃帝內經．素問．至真要大論》也提到：「諸濕腫滿，皆屬於脾」、「諸腹脹大，屬於熱」。因為脾虛會使水濕內停，積聚成脹，因此治療要從脾虛入手。例如，以胃苓湯、參苓白朮散等利濕健脾的方藥為主。但用在腹水的病人時，劑量都需要比較大，例如蒼朮、白朮每天都需要用到一兩以上；因此，一定要找專業的中醫師開立才比較安全。

第二十四章
口腔癌

嗜菸酒檳榔容易得口腔癌。但通常體質屬熱性，若腸胃道不好，即使不嗜菸酒檳榔，也可能得口腔癌。

有一種癌症，罹患之後，輕則毀容，重則奪命，平均死亡年齡為五十四歲，比其他癌症早十年以上——它正是台灣頭頸部癌中最常見的「口腔癌」。

我跟一位口腔癌的病人說：「你不要再吃檳榔了，因為你已經有白斑了。」他說：「我要做這些勞動活，不吃檳榔會沒精神、沒辦法工作，這該怎麼辦？」

中西醫觀點看口腔癌

從中醫的觀點看口腔癌，因為口腔跟脾胃相關，脾經、胃經有熱的人，若一直吃燥熱的東西，則脾經的熱展現在口腔上，就會得口腔癌。

現代醫學發現口腔部位的惡性腫瘤，以鱗狀細胞癌最為常見，約占所有口腔癌的九成以上。大部分患者是因為咀嚼檳榔，由於不停地嚼這些異物，長期刺激口腔，導致口腔有些白斑、變性，久了就變成口腔癌。

很多勞工朋友很無奈地告訴我，他是家中的經濟來源，要賺錢養家，需要嚼檳榔提神才能工作。於是，我依照他的體質開刺五加、黃耆、枸杞、菊花茶，讓他當茶飲。因為枸杞可以強身健體，黃耆可補氣，刺五加有免疫調解及對抗疲勞，菊花具清熱消炎及增進抵抗力的作用，讓他在停止依賴檳榔及市售的提神飲料後，還有其他更好且健康的選擇。

口腔癌前期，中醫清熱解毒、活血化瘀

嗜菸、酒、檳榔者為口腔癌的高危險群。據衛生福利部二〇一九年統計，喝酒的人得口腔癌的機率，與一般人相較高了十倍，吸菸者高十八倍，吸菸又嚼檳榔者高八十九倍，喝香檳酒者更高達一百二十三倍。

口腔癌跟體質、臟腑的因素也有關係。**通常體質屬熱性，若再加上腸胃道不好，即使不菸不酒不檳榔，也可能得口腔癌**。有些人常吃很冷或過期的食物、隔夜菜、醃製食品，等年紀大，抵抗力變差時，就容易得口腔癌。我有一個病人，他超愛吃蒜頭，三餐都要吃蒜頭才會開心，後來得了口腔癌；因他是熱性體質，又吃太多燥熱的食物。

總之，吸菸、酗酒、嚼檳榔者，以及口腔衛生不佳、長期食用過熱的食物、缺乏維生素；又或是配戴咬合不正或不適合的假牙，導致口腔長期摩擦，都可能出現口腔病變。

如果口腔有白斑、紅斑等不會癒合的口瘡，就是口腔癌的前期病灶，要及早做治療。西醫耳鼻喉科，會以局部冷凍或雷射的方式治療；中醫則是在病人出現白斑，但又還不需要開刀時，就幫他清熱解毒、活血化瘀。

我有一位病人，白斑冷凍治療超過五次以上，一直反覆地長出來，他早就戒菸、酒，可是局部的濕熱血氣還在，這時候用大劑量的蒲公英，幫他清熱解毒，再加活血化瘀的丁豎杇、白茅根、赤芍，幫他恢復健康；目前已第五年，未再復發過。

所以，若只是輕度前期的癌症，可用中藥祛濕熱，抑制癌細胞生長；但前提是要先戒熱性的菸、酒、檳榔，以及醃製食品等引發痰濁溼熱的食物。

以中藥補陽，緩解化療副作用

我有一個病人，本身陽虛，家庭經濟負擔重，兼三份差，一天工作十幾個小時，沒有辦法好好休息，免疫系統變差，罹患口腔癌。等到他接受西醫治療來會診中醫時，陽氣已消耗得差不多了；他的手瘦到不行，腫瘤把他的元氣吃掉，兩手冷得跟冰棒一樣，這是化療在他身上的副作用！

因為口腔癌是熱性的腫瘤，他有抽菸、喝酒、嚼檳榔的習慣，這些全都是熱性的物質，「熱則寒之」，他用的化學藥物是極寒的藥物，用極寒的藥來傷身體的陽氣。所以，我給大劑量的黃耆、八味地黃丸等，直接大補陽。大補陽會不會促進腫瘤生長？也許會，但化療一打下去，腫瘤就消了。

我跟他說：「你接下來會很累、很累，我幫你開最適合你的健保藥。」他一聽就安心了，因為不會造成經濟壓力。他非常配合醫師的交代，乖乖吃藥，不討價還價。果然不出我所料，他打完化療後，休克、感染、掉血球、拉肚子等副作用都出現了。我自費買有艾草成分的暖宮貼給他，請住院醫師貼在他的關元穴、湧泉穴。他貼了暖宮貼後，隔天我再去看他，他拉肚子的狀況已緩解，血壓回來，升壓器也撤了。整個療程之間，我一直以中藥幫他補氣，經過三週他順利出院，也順利如期再回來做下一個療程，撐過十多個小時的手術。

Q&A 診間答客問，一次講清楚

Q：口腔癌病人一輩子都只能吃流質飲食嗎？

A：要看當初腫瘤有多大，如果腫瘤體積很大，那麼手術破壞口腔進食功能的影響也會比較大。有一些人的確因此一輩子都要吃流質飲食，因為手術切除腫瘤是不可逆的破壞，嘴巴已經沒有進食的功能。

所以，早期的篩檢很重要，初期的腫瘤只要挖掉一小塊，甚至只要局部雷射就好，不會破壞口腔，從外觀也看不出來。

Q：根據統計，口腔癌常在治療後兩年內有復發的情形，口腔癌要如何預防復發？

A：注意口腔衛生，一定要戒菸、酒、檳榔。在其他飲食習慣方面，還須注意：

1. 過燙或太辣等刺激性的食物容易造成口腔病變，須小心食用。
2. 少吃燻肉和醃鹽製品，例如榨菜、酸菜、梅乾菜、鹹菜、泡菜、鹹魚、豆豉、雪裡紅、蝦醬、醮醬、肉醬等。
3. 少吃臭豆腐、豆腐乳等豆類發酵食品。
4. 減少精製糖、過量油脂的食物，可降低反胃及嘔吐與頭頸癌的發生。

第二十五章

胃癌

免疫療法搭配中藥治療，有機會讓原本是末期胃癌，變成連癌細胞都看不到！

我有一位病人，年輕的時候覺得自己有鐵胃，經常亂吃，不管是甜的、辣的、冰的、熱的，都可以輪著吃一遍；而且事業做大之後，常常需要應酬喝酒、熬夜。幾年前，他開始經常覺得肚子會悶悶痛痛的，都是吃胃藥了事；後來被診斷出胃癌時已經是末期，他覺得自己可能沒有救了，太太帶他來尋求中醫幫忙。

胃癌末期，中醫有辦法治療嗎？

中醫怎麼看胃癌？

中醫說：虛、瘀、毒、痰、濕、鬱，跟胃癌最有關係，怎麼說呢？

《黃帝內經》提到：「隔塞閉絕，上下不通，則暴憂之病也。」意思是說，這類疾病是當人體的氣血鬱積，卡在身體中央，如同胃癌發生的部位，上方飲食、氣血降不下來，營養精微也呈不上去，腫瘤造成胃部虛損，飲食進入都食積不化。這個疾病通常是受情志影響，如果太過憂慮就會氣鬱，鬱就會導致氣機不暢，所以**中醫認為，胃癌是情志影響的疾病**。

在清代的《醫宗金鑒》裡，解釋胃癌是「三陽熱結」；三陽是指胃、小腸和大腸，意思是說，吃了很多辛辣、刺激的食物。尤其現代人偏向西式飲食，習慣精緻化；或愛吃一些醃製食品；或愛喝酒，導致濕熱邪氣結在胃裡面；然後「腐化之道路狹隘」，腐熟水穀的通道狹窄不暢，就會變成翻胃，也就是胃癌。所以，**胃癌跟飲食有很大的關係，這是因為濕熱的邪氣所導致。**

還有氣虛因素，在明代《景岳全書》裡提到：如果病人氣血不虛的話，就不會有滯；若氣血虛才會有滯；所以，其實主要的病機就是胃的氣陰損傷，導致濕熱的邪毒讓胃的經絡受傷，因而產生一個實質的積聚（腫瘤）。

結論來說，**中醫看胃癌的病機，包括情志、飲食，再加上本身體質的因素**，與現代醫學的觀察一致。

不論開刀與否，中醫都可對治

中醫治療胃癌會根據病人的期別，或是現在正在做的治療方式，給予不一樣的處方：

·術後保養階段

有一個很會做手工藝的伯伯，他罹患二期胃癌，做手術切掉了胃，但是後來只要吃點東西就會胃酸逆流，肚子很脹，或是吃不下。經過一陣子化療，他經常覺得很疲倦，以前可以做一整天的手工藝，現在做兩小時就感到很累；他覺得連最大的興趣都沒有辦法做，心情很沮喪，跑來找中醫看看是否可以治療。

我用「平胃散」加「五苓散」提升他的胃氣，有時候則用一點「香砂六君子湯」，如果他很累的時候就多加點黃耆，保養胃氣；因為畢竟還是有毒邪，所以會再加半枝蓮或敗醬草、山梔子，去清肝火、胃火。調理一段時間之後，伯伯就變得很有體力，可以繼續做他最喜愛的手工藝；至今已經五年了，阿伯的腫瘤指數控制得非常好。

．不動手術的狀況

另外一個早期胃癌病人，是快八十歲的阿嬤，她覺得自己年紀大，身體會受不了，不敢做手術，也是來找中醫看看有沒有方法治療。我一樣用保護胃氣的藥，像葛根芩連湯、香砂六君子湯、平胃散；但因為她的癌細胞還在體內，所以一定要放強大的解毒藥。可是阿嬤很節省，如果藥開超過兩百元，她就會說太貴了，吃不起，所以我開一些藥草來交替著用，像是半枝蓮、龍葵或敗醬草，請阿嬤回去煮來當水喝。阿嬤抱怨：「這太苦了，怎麼當作水喝！」我告訴她：「因為你胃火旺，要吃苦藥降火，既然不手術就要認真喝水藥。」但是阿嬤覺得藥真的太苦了，加上她暫時身體沒有不舒服，兩個月都沒有來拿藥，後來再去檢查時，腫瘤指數又上升了。我趕緊再勸她，就算藥很苦也必須吃。

阿嬤這次就甘願認真吃，後來腫瘤指數下降了；到現在已經快三年，她雖然還是不敢去手術，但藉著吃中藥來控制，還是有很好的效果。

搭配免疫療法以中醫補氣，逆轉末期胃癌

根除胃癌的方式，就是動手術把胃切掉。以前胃癌的死亡率很高，後來發明免疫療法之後，就算胃癌已經第四期，還是可以透過免疫療法來降級，這叫做 down stage（癌症期數遞減）。降級之後，就可以做手術切掉病灶。

免疫療法是啟動身體的免疫細胞攻擊癌細胞，所以中醫在這個階段，就是要想辦法提升胃癌病人身體的免疫力，也就是中醫所說的衛氣，必須使用補氣的藥。

有一位病人，三年前被診斷是胃癌第二期，當時只能做手術和化療，他很畏懼，就做了治療的逃兵；等到胃出血、很痛時，已經

是第四期了。在以前這階段的存活率只剩下三個月到半年，他做免疫療法，再加上很強的化療藥物，副作用導致身體很疲累、血球下降，非常不舒服。

他來找中醫。因為他有做免疫療法，所以我使用黃耆、黨參、茯苓，來提升他的腸胃道免疫力；然後，再搭配一些緩解化療副作用的藥，像是掉血球，就用附子、何首烏、雞血藤等溫腎的藥物。這樣搭配治療之後，電腦斷層已經看不到腫瘤了，然後可以做手術，手術的病理報告找不到任何一顆癌細胞的蹤影。所以，免疫療法搭配中藥治療，有機會讓原本是末期的癌症，變成連癌細胞都看不到！

為什麼中藥對於治療胃癌會有效果？中藥的一些萃取物，可以直接抑制癌細胞生長，促進癌細胞凋亡。常使用在胃癌的是黃耆，研究發現，黃耆多醣可以抑制胃癌細胞的增殖。還有常用的藥草「半枝蓮」，也可以降低癌細胞的活性。

Q&A 診間答客問，一次講清楚

Q：常吃胃藥，會提高罹患胃癌的風險嗎？

A：其實會！胃藥裡面有制酸劑，若是常吃一些胃藥來抑制胃酸，胃裡的食物無法被消化，腸胃道需要兩、三個小時才能排空。由於內臟的溫度很高，食物放在酸性、高溫的環境下，會產生毒素，這些毒素一直停留在胃裡反覆刺激，當然會有癌化的風險。

雖然目前沒有大規模的研究，但還是建議不要常吃制酸劑。有些胃潰瘍的病人常吃制酸劑，後來變胃酸過少症，這也會有癌化的風險。

Q：如何預防胃癌？

A：若是有腸胃道癌症家族史的人，最好四十歲以後，定期做胃鏡、大腸鏡檢查；此外，如果經常容易消化不良、肚子悶悶痛痛的，還是要就醫檢查一下。

平日的飲食保養也很重要。很多人因為工作壓力大、三餐不定、睡眠不足，加上台灣是海島型氣候，又盛產水果，這些都是助長濕熱的因子。所以，要常吃一些健脾顧胃、化痰濕的食物，像是四神湯、薏仁粥、蓮子湯、紅麴，對預防胃癌有幫助。

Q：胃切手術後，飲食有哪些限制？

A：不要吃太油、太高纖維的食物；也不要吃太飽，只吃五到六分飽就可以。再使用一些疏肝利膽的藥物，像是柴胡、鬱金、延胡索，搭配木香、黃耆、茯苓、平胃散，幫助胃切手術後的病人做術後症狀處理。

第二十六章

胰臟癌

胰臟癌本質上就是脾虛，加上有實質的腫塊，也就是有實質的邪氣。

癌症長年位居國人十大死因的榜首，隨著醫學進步，有很多檢查和治療的手段，讓病人獲得很好的治療效果；但也有一些癌症，至今仍難以早期察覺，胰臟癌就是其中之一。中醫可以幫忙嗎？在與西醫配合治療中，中醫又是扮演什麼樣的角色？

難早期發現的癌王

早期胰臟癌幾乎沒有症狀，且胰臟位在腹腔深處，常規超音波初步檢測很難探測清楚，檢查易遺漏，發現時通常已是胰臟癌晚期。胰臟癌的病人可能是突然間黃疸，或是肚子痛，去醫院檢查才發現，但通常這時候病情已經很嚴重，沒有辦法接受手術治療了。

胰臟癌的轉移和惡化速度很快，如果已經到第四期，或是已經有轉移的時候，其實生存率很低。大約在十年前，胰臟癌患者平均的存活期限是三個月到半年，發生人數幾乎等於死亡人數。

我高中畢業的暑假，跟同學去他在台東的親戚家玩，他親戚好客又熱情，我們相約隔年暑假還要再去。後來我念大一的時候，他親戚被診斷出胰臟癌，等我大二的時候，他就已經往生了，病程進展得非常快，在當時胰臟癌是一個很難治療的癌症。

有些人真的很幸運，可能因為某些原因，做電腦斷層或全身健檢，發現胰臟有小小的腫瘤，這個時候還屬於早期發現，趕緊手術切掉。可是，所有被診斷胰臟癌的病人裡，只有10～15%的人有手術機會，有八成患者不適合手術；但即使有手術的機會，五年生存率也只有5～10%，可以活很久的其實不到一成。

脾虛或實證邪氣？中醫辨證治療

若胰臟癌發生在胰臟頭的地方，也就是十二指腸、胰臟的胰管和膽管的共同開口之處，如果腫瘤很大，阻塞開口，導致膽汁無法排泄，就會變成黃疸。所以，古代中醫觀察到患者的膚色變化，稱它為「黃疸病」。當腫瘤大到可以用手摸得到腫塊，就是「積聚」；因為腫瘤大，壓迫後腹腔會很痛，這是「脘痛」。

《黃帝內經》提到：「病有少腹盛，上下左右皆有根，此為何病，可治否？歧伯曰：病名曰伏梁。」意思是說有一種疾病，在肚子的上下左右都有病根，會感到很疼痛、並且可以摸到腫塊，岐伯跟黃帝說這類疾病稱作「伏梁」，所以胰臟癌也可以叫伏梁。

為什麼叫伏梁？中醫認為這類疾病是由脾胃引起的，因為經常都吃膏粱厚味這些比較容易消化不良的食物，導致身體的脾氣受傷；所以胰臟癌的病位在中焦，也就是腸胃，加上常常導致黃疸，中醫就認為病位是在脾胃和肝膽。

胰臟分泌胰島素，是能夠代謝血糖的重要消化酵素，跟我們腸胃道或脾主運化的功能有關係，胰臟在中醫來說，是歸屬於脾的功能。因此，**胰臟癌本質上就是脾虛，但是它有個實質的腫塊，就是有實質的邪氣，會造成黃疸、疼痛。**這邪氣是濕熱邪氣、血瘀、毒邪，因為病程進展很快，一旦發病三到六個月就會死亡，對身體有很大的影響，所以，中醫認為這是有毒邪的成分存在。

中醫治療胰臟癌，一定要先分辨它是哪一種型：

·較偏實證邪氣型

實證邪氣型症狀會比較痛，可能會有口臭，講話比較大聲。中醫用較多清熱解毒的藥，如白花蛇舌草、半枝蓮、靈芝、薏仁、白豆蔻；這些抗癌的草藥也具有解毒作用，可以補脾，又可以抗腫瘤。

·較偏脾虛型

這類病人常拉肚子，腹部悶痛，還沒有得到胰臟癌之前，可能消化就常不太好。中醫用烏梅丸的加減，裡面是補脾胃的黨參、乾薑、當歸，這些都是比較溫熱補性的藥，然後再配合一點點清熱解毒的黃連、黃柏。經常肚子痛的人，我會放一點延胡索、乳香、沒藥幫他止痛；這樣吃了之後，大部分病人都會覺得很舒服。

有一位胰臟癌的阿嬤，因為肚子很痛，吃了嗎啡類的止痛藥後，還是覺得肚子悶悶的不舒服；打完化療之後，身體很虛，就會診中醫，想要做中西醫合併治療。我幫她開藥的時候，她說經濟有困難，沒有辦法吃比較貴的水藥，我就用烏梅丸的加減，開藥粉給她吃。結果，本來阿嬤還躺在床上摸著肚子說不舒服，隔天我去看她，已經可以坐起來吃東西，原本肚子痛、食慾下降的症狀都沒有了；可見中藥對於緩解胰臟癌的不適，的確有很明顯的效果。

近年中西醫合療效果佳

最近這幾年，出現很多化療、放療、標靶治療、免疫療法等治療手段，而中醫對於緩解化療相關的副作用，效果很好，可以大幅提升治療效果，延長生存期限；以前存活期是三個月到半年，現在我有非常多的患者，都已經存活超過一年或兩年以上。

一位六十幾歲的胰臟癌第三期患者，腫瘤侵犯到血管，外科醫師無法完全切除腫瘤，只能將腸子繞過腫瘤重新接上，讓她可以進食。但她在接受了二十八次的電療及化療之後，出現嚴重嘔吐，無法進食，腹瀉、腹脹、血球低下併發感染等副作用，整個人變得很瘦，體重剩四十一公斤，身體無法再承受化療，她改尋求中醫找解方。

我幫她補脾，提升身體免疫力，並清除體內濕熱的邪氣，製造出不利於腫瘤生長的體內環境，進而誘導癌細胞凋亡，再給予理氣活血止痛，幫助控制腫瘤引起的併發症狀。治療至今已經兩年多了，腫瘤沒有長大，甚至有微幅縮小，且身體不適的症狀消除，生活品質改善，可以正常飲食、工作，病人感到生存的希望。

有些病人因為打鉑金類化學藥物 Cisplatin 和 Oxaliplatin，手會有麻木感；這時，我就放點溫陽的藥，像是附子、乾薑、雞血藤、白芍藥，可以緩解手麻症狀，大幅減低化療副作用產生的不適。

若是做電療，也就是放射線治療，中醫認為這是一種熱毒之邪，會損耗身體的津液，這時，我就會放一點清熱解毒藥和滋陰的藥；很常用一貫煎、增液湯、沙參麥冬湯，可以緩解電療產生的相關副作用。

早期胰臟癌無聲無息，平時一定要注意飲食，避免甜食、油膩、高熱量的食物，並且定期做檢查，才能早期發現。

若是真的得到胰臟癌，必須很認真、積極做中西醫合併治療，絕對可以提升生活品質，延長生存期限。所以，就算胰臟癌是癌王，在抗癌路上也不要失去希望。

Q&A 診問答客問，一次講清楚

Q：表現出憂鬱、焦慮，有可能是胰臟癌的症狀？

A：不一定！可是在我的觀察下，胰臟癌病人的確有這個傾向，所以我都會花點時間去緩解他們的憂鬱。一位胰臟癌的先生，發現罹癌後精神壓力很大，已經到了有點神經質。他有次回診說，上次的藥吃了有點燥、會口乾，我想幫他改藥，他又很緊張，怕改了藥，藥效會不夠、癌症又復發；我說，那就不要改，但是他又說「可是會口乾耶」。

這樣的病人就是精神很緊繃，覺得很焦慮，哪樣都不好，這樣就是脾虛的表現。脾主憂思，如果經常憂愁焦慮，就會助長脾虛，胰臟癌就更不容易治療。聽了我的解釋，這個病人馬上就轉換心態，所以胰臟癌在中醫來說，的確是有情志病的傾向，必須多花點時間幫病人衛教。

第二十七章

膀胱癌

膀胱癌從虛證而來，熱邪入侵，好發於腎氣虛的老年人。

有一位病人，她膀胱癌一直復發，治療到失去信心，覺得癌症實在太難纏了；而且每次化療後，都讓她很虛弱，吃不下東西，又一直腹瀉，她覺得治療沒有盡頭，感到人生很絕望，甚至想要終止治療。

面對這樣的狀況，中醫可以怎麼處理，讓病人重拾信心呢？

膀胱癌的中醫觀點

因為膀胱癌會有血尿、尿不出來、尿急、頻尿的症狀，所以中醫就依照症狀，歸屬在「尿血」和「癃閉」的範疇。

《黃帝內經》提到：「歲少陽在泉，火淫所勝……少腹痛溺赤，甚則血便。」意思是說，因為身體有熱邪，傷害到膀胱的經絡、血絡，所以會出血。

隋代的《諸病源候論》則提到：「由腎氣虧虛而膀胱熱之故也。」腎與膀胱相表裡，兩臟腑時常連動變化，當腎氣不足，容易使得熱邪入侵，進而造成膀胱發病。因此，**膀胱癌通常發生在腎氣比較虛的老年人族群，而且它的症狀是無痛的血尿，所以膀胱癌其實是從虛證來的，然後熱邪入侵**；這是中醫對膀胱癌的解釋。

・中醫治療移行上皮細胞癌

膀胱癌有幾種類型，一種是常見的移行上皮細胞癌（TCC），是由泌尿道上皮細胞癌化所導致的膀胱癌，大約有八、九成以上的患者都是這種類型，相對好治療。由於膀胱是水液代謝的臟腑之一，所有跟水液代謝相關的臟腑是肺、脾、腎，所以中醫在治療膀胱癌，會以肺、脾、腎來做基礎調養。

有一位病人特地從外縣市來找我看膀胱癌，他應該是二期末到三期，復發很多次，之前打化療，效果都不太好，還是會有血尿；打完化療後再去檢查，膀胱裡面都有殘存的癌症組織，然後他又得反覆做刮除；而且每次化療後，血球都降得非常低，平常人是三週打一次化療，他要五週才能推進療程。

首先，我要讓他的身體可以負荷打化療。病人很瘦、手很冰，屬於陽虛型，所以必須放很大劑量的溫陽藥，像是附子、四逆湯、巴戟天，甚至用到仙茅、肉蓯蓉來補腎；再使用一些針對膀胱癌的解毒藥物，如瞿麥、薏仁。同時，因為膀胱癌是屬於濕熱的疾病，所以也會使用豬苓、五苓散幫他祛濕利水。另外，他做化療的副作用是嚴重的腹瀉，我用大劑量的蒼朮和黨參來健脾益氣，以緩解症狀。

經過半年多，他的手腳已經不會冰冷，血球量都維持得很好，大部分的臟腑精氣已經充足。他再去做膀胱鏡檢查，泌尿科醫師跟他說，已經沒有癌細胞，不需要再接受膀胱腫瘤刮除手術了。

・中醫治療腺癌

另外一種膀胱癌是腺癌，治療效果很差，在文獻上找不到任何有效的化學治療藥物。

我有個膀胱癌的患者就屬於腺癌類型，所有化療藥物都沒有效，電療效果也不好。後來，因為他膀胱癌長的位置，把膀胱、攝護腺、直腸，還有部分結腸全部黏在一起，變成腸阻塞；手術切掉一大段小腸之後，一直營養不良，化療也是愈打，身體狀況愈不好，最後日漸虛弱離世。

其實在過程當中，他一直有用中藥調養，包括補養肺、脾、腎的中藥，再搭配白花蛇舌草、龍葵等抗癌藥。他自己說，如果沒有吃中藥，他可能在發病沒多久，或在手術後一直感染、癒合不良的階段就走了，但因為中藥而把他的身體支撐起來。所以，就算是這種末期的膀胱腺癌，惡性率非常高，這位患者還是撐了兩年，中醫延長了他的生存期限。

幫助病人重拾治療的信心和意願

有些病人化療到後面，因為沒有成效，失去信心而拒絕化療，在已經放棄的狀況下來找中醫求救。

一位六十幾歲的阿姨，她是膀胱癌二期的患者，一直血尿，骨盆腔痠脹，打化療打到人很虛弱又反覆感染，感到極度痛苦。在忍受了半年的療程後，再檢查時，發現原本的化療藥沒效，腫瘤不僅沒有縮小，竟然還擴大，必須換化療藥繼續重新打。她整個人大崩潰、失去信心，要放棄化療。

我就花點時間，先讓她不舒服的症狀緩解下來，用豬苓湯、八正散、導赤散來緩解她的排尿不適；然後再健脾，用葛根芩連湯、理中湯、五苓散，緩解她的腸胃道症狀。調理之後，她腰不痠了，排尿也沒有不舒服，身體變得輕鬆，體力也變好了，開始回復到正常生活。到現在已經三年，因為身體痛苦的症狀都緩解，我建議她再回去試試打化療，不用害怕；這次搭配中醫一起治療，可以讓她沒有那麼多後遺症，重拾治療的信心和意願。

另外，有一位病人，膀胱被電療之後，變得很脆弱，動不動就容易發炎、出血；當出血很嚴重時，整個血塊會結在膀胱裡，塞住膀胱出口，造成解尿困難，膀胱被尿液脹得很厲害，極為痛苦。這類屬於電療引發的放射線性膀胱炎，在中醫視為「淋證」，以心腎的氣結，加上「下焦」的濕熱為主。這時，用淡竹葉、甘草、黃耆幫他補心脾氣；然後再用一些肉蓯蓉、紅景天來補心腎；最後再給他非常大劑量的通淋藥：瞿麥、木通、豬苓、大小薊。他吃了一週，膀胱從每天狂出血，變成是一週偶爾尿裡會有一點血絲；吃到第二週，就完全沒有出血。中醫治療這種放射線性膀胱炎的目標，就是讓膀胱不要處於發炎狀態，然後慢慢恢復膀胱組織的彈性，效果還不錯。

所以，不管是正在治療中，或是治療到一半但效果不好，或是治療已經結束，但有些後遺症的狀態下，中醫都可以幫得上忙。

Q&A 診間答客問，一次講清楚

Q：車前草茶對膀胱癌有幫助嗎？

A：如果膀胱癌接受治療後，病情進入穩定狀態，可以一週一、兩次飲用車前草茶當保養。車前草是清利濕熱，清心腎的火，但是藥性有點偏寒；我比較建議改用通草。通草有通淋利尿的效果，偏性不會太寒，已經治癒的膀胱癌病人可以每週煎煮一兩通草，煮水當茶喝，做為日常保養。

Q：膀胱癌手術後，比較容易尿失禁嗎？

A：膀胱癌手術後，其實不太會尿失禁，因為如果腫瘤是長在很靠近膀胱和尿道開口的三角位置，手術就會把膀胱整個拿掉，再用腸子做一個人工膀胱。術後比較常見的症狀是腹瀉，可以用一些香砂六君子湯緩解。

另外，如果腫瘤是長在膀胱的邊緣，可以保留膀胱，只需要削掉一點膀胱組織。但因為膀胱會變得比較小，術後就很容易頻尿，或是反覆出現一些泌尿道的症狀。中醫都可以用藥幫忙緩解，最常用的是五苓散，加上益智仁、縮泉丸、濟生腎氣丸。

第二十八章

淋巴癌

現代醫學治療淋巴癌很有效，但是治療的副作用非常大，因此病人會來尋求中醫幫助。

一位七十三歲的阿嬤，不只有高血脂、糖尿病，還是一位末期淋巴癌患者。她經歷多次化療，肺部嚴重感染，走路會喘，人很虛弱，整個人變得很呆滯。

家人帶她來求診中醫，面對這樣末期的淋巴癌病人，中醫有辦法扭轉嗎？

淋巴癌的中醫觀點

淋巴癌是一種全身性的疾病。淋巴系統是身體免疫系統中的一環，身體裡許多地方都充滿著淋巴組織，它像樹枝般的網絡遍布全身。當淋巴組織內的淋巴球細胞，在分化及成熟的過程中，發生惡性變化而增生，就會形成淋巴瘤。臨床症狀是身上出現淋巴腫塊，可能在頸部、耳後、腋下、鼠蹊部等地方，腫塊按下去，感覺有點回彈，但是又很堅硬不移。

從中醫的觀點，認為淋巴癌主要涉及痰、濕、毒、瘀、虛這些因素，因此也稱「痰核」、「積聚」。因為淋巴癌腫塊從人體外部就可以看到，所以幾千年前，老祖宗就對它有很多的描述。《黃帝內經》提到「寒熱瘰癧在於頸腋者……」，把淋巴癌歸類於寒熱夾雜的腫瘤疾病，因為病人常常在夜間發燒，燒完之後又怕冷，然後又長出一顆一顆的腫塊，也就是「瘰癧」；長在頸部的淋巴結則叫

「俠瘻」，這是寒熱的毒，留於脈中而不去，所以是一個毒邪。

為什麼會有這個病？後代的醫家說，它是氣鬱所導致化火的疾病，而且跟「濕」也有關係，因為濕會阻滯氣機，血就會積在裡面不散，因此也有「痰」和「瘀」的因素存在。可是，為什麼它會變成一個積聚？這是因為身體的正氣不足，沒有辦法把痰濕化掉，因此也有「虛」的因素。

健脾、溫腎、化痰、解毒

中醫治療淋巴癌，也是從痰、濕、毒、瘀、虛這些方向處理，也就是健脾、溫腎、化痰、解毒的方式來治療。如果病人以痰為主，就要調養肺、脾、腎相關臟腑；有些人有心火，比如操勞過度、想東想西，加上有痰，讓他痰火上擾，就必須清心火。所以，要診斷是哪個臟腑有虛損，搭配一些相應的化痰、解毒藥物來治療。

有些時候，也會看病人在初期階段的淋巴瘤是在哪一個區域。若在頸部、腋下、腹股溝，這些區域的淋巴腫塊，以下焦的寒飲為主，會用「陽和湯」做加減來治療，像麻黃、白芥子、熟地、炮薑、白朮、蒼朮這些藥物，再加上一些入肝經的藥，如烏藥、香附、川楝子、延胡索等。在胸肋、腹部位置淋巴結較多的，都是在兩邊的脅肋附近會脹滿，就會以肝經為主，像柴胡疏肝湯、身痛逐瘀湯等藥物來化痰。只在頸部、腋下的淋巴瘤，會用消瘰丸、牡蠣、玄參、浙貝母，再搭配夏枯草、半夏、白朮等藥物。

很多病人頸部的腫塊很大，打完化療當天，很快便消了一半，效果很好。因此有些人會質疑，化療就可以消腫瘤了，還需要中醫治療嗎？現代醫學的治療方式對淋巴癌很有效果，但是因為治療的副作用非常大，所以病人才會來找中醫尋求幫助。

中藥可以提高淋巴癌的療效

前面提到的阿嬤，已經是末期淋巴癌，轉移到肺、脾、骨髓，很容易喘。家人說她以前健談又愛笑，現在幾乎說不出話，一天要躺床十幾個小時，很虛弱。因為她臟腑損傷嚴重，所以中醫治療的方向是要幫她把體內的氣血調好，讓臟腑的氣機恢復正常運作。因為她會喘，表示心肺功能差，給予治療脾胃虛寒和補血等藥物，第二次回診，阿嬤已經可以走進來，不用坐輪椅；體重有上升，也比較有力氣說話。中醫把她的身體養起來，讓她可以再去配合西醫的抗癌療程。兩個月後，她身上的腫瘤已大部分消除，以後只要定期回門診追蹤就好了。阿嬤每天吃得好、睡得好，又跟以前一樣愛笑又開朗。

另外一位病人，他一開始不知道自己是淋巴癌，因為他有大腸癌，化療之後很痛苦，然後頸部腫塊很大，他以為是大腸癌轉移到頸部，晚上睡覺都覺得頸部很痛。我先用消瘰丸、茯苓丸幫他化痰、軟散堅結，他吃了兩週的中藥，腫塊有比較消軟，也可以好好舒服睡覺。我建議他去西醫再做檢查，看到底腫塊是什麼情況，檢查清楚，我才能更針對性地治療。

他去檢查之後發現是淋巴癌，後來做標靶治療，腫塊消到剩一小顆；於是，我再跟西醫聯手，搭配中醫的化痰軟堅、去火解毒、補虛的藥物，讓他完成兩次淋巴癌標靶治療。現在他頸部的腫塊完全消失，身上也沒有腫塊了。

針對有骨轉移的病人，因化療、電療導致的副作用，中醫必須補腎、滋陰。中醫認為電療是一種熱毒之邪，會損耗身體的津液，必須用養陰的藥物，像是女貞子、旱蓮草、六味地黃丸、知母、熟地。至於化療的病人，因為化療藥會造成骨髓抑制，血球會掉很低，中醫就用補腎的藥，像是七寶美髯丹、八味地黃丸、四逆湯、左歸丸、右歸丸。

現在已經有很多的研究證實，許多中藥都可以提高淋巴癌的療效。所以，盡早開始中西醫合療，即使是末期淋巴癌，依然有治癒的機會。

Q&A 診間答客問，一次講清楚

Q：淋巴癌患者做推拿，會不會讓癌細胞擴散？

A：推拿不會讓癌細胞擴散，但是我不建議推拿。淋巴癌的病人因為淋巴到處都在阻塞，身體都在發炎，很容易感到痠痛；有些人是打完化療之後，因為血球掉很多，會打血球生長激素導致陰虛，陰虛的人會更容易痠痛。

在這些情況之下，要吃一些比較滋陰、清涼的藥物，比如木耳、山藥、旱蓮草，這些藥物會讓身體比較不容易痠痛；或吃一些化痰藥物，像是薏仁、香附，比較可以止痛。而且如果推拿太用力的話，反而會造成身體容易上火，產生一些炎症反應，所以吃藥物就好。

如果真的很想推拿，可以等治療完之後，把推拿當成是幫助舒緩的保養手段。如果正在化療中，不太適合做太大力的推拿，因為身體已經很虛了，病人可能會因此更不舒服。

Q：針對淋巴癌患者，日常飲食有哪些建議？

A：淋巴癌與痰濕相關，所以不要吃甜食、油膩、高熱量、含糖飲料、酒精等會助長痰濕的食物。可以吃四神湯或喝薏仁漿。薏仁可以健脾、散結、化痰濕，不過要注意的是，千萬不能加糖；且薏仁偏寒，有些人愈吃，身體愈寒，因此體質偏寒的人，可以加一點五穀雜糧，變成薏仁五穀漿。

第二十九章

血癌

在中西醫配合期間，可借重中醫補病人的虛損，加強補腎氣，幫助病人有體力承受化療。

有一位患者，本身有乳癌和血癌，他們家有很強烈的家族遺傳癌症基因，媽媽是胰臟癌，阿姨是乳癌，外婆是子宮頸癌，爸爸是肝癌。她的血癌是慢性的，醫生說暫時不需要治療，只能定期追蹤；她很擔憂，來找中醫幫忙。

對於急性和慢性血癌，中醫有哪些處理的方法？

血癌的中醫觀點

血癌一般又叫白血病，原因是骨髓製造血球的功能異常，造成不正常的白血球不斷增生。中醫會依據血癌的表現症狀，給它一些病名：

1. 急勞：突然變得很虛弱。
2. 血證：因為血小板低下，很多地方出血，皮膚出現小血斑。
3. 溫病：突然一直發燒，不會好。
4. 瘰癧：免疫系統失調，身上有很多一顆一顆的淋巴結腫大。

中醫認為這個疾病和腎虛、毒邪有關。因為病人的免疫系統混亂，外邪會侵入骨髓，中醫說腎主骨生髓，所以腎精的虧虛是這個疾病的根本。另外還有毒邪，因為毒邪發作，才會讓癌細胞一直生長；這個毒邪通常是熱毒，所以病人發燒不退。

治療慢性血癌，中醫首重穩定免疫系統

血癌分為急性和慢性，急性血癌包括急性淋巴性白血病（ALL）、急性骨髓性白血病（AML）；慢性血癌則包括慢性淋巴性白血病（CLL）、慢性骨髓性白血病（CML）。

大多數的血癌患者都是慢性骨髓性白血病，進展很緩慢，沒有特別明顯的症狀，因此常被忽略，可能是健檢時才發現。一般來說，通常會有的症狀可能就是經常疲累、比較容易感冒；或者因為免疫系統不穩定，會放大過敏症狀，比較容易起蕁麻疹；或是吃到一點過敏性的食物，身上就起癢疹；或是在天氣變化的時候，鼻子過敏的情況比較厲害。

因為這種類型的血癌沒有急性發病，所以西醫不需要治療，只

要定期追蹤。這個時候中醫可以治療，通常是幫病人穩定免疫系統，讓身體的火氣不要發作，就不會有急性的發病。常用的藥物就是平常在治療感冒，或治療皮膚癢的小青龍湯、桂枝湯、小柴胡湯，同時也會穩定腸胃道機能。因為腸胃道是身體最大的免疫器官，每一段腸道都藏著非常多的淋巴結，是產生抗原抗體的的大本營，所以也要調整腸胃道，這樣就可以穩定控制疾病。

有一個病人，他有很嚴重的鼻子過敏跟蕁麻疹，腸胃道也常不舒服，只要稍微吃一點比較甜或是生冷的食物，都會拉肚子。檢查發現，他的白血球都是在 12000/ul，甚至到 13000/ul，比一般成人的白血球正常數 4000 ~ 10000/ul 還高，所以他是慢性的血癌。我一直幫他治療鼻過敏，調整到他不會因為天氣變化就不舒服；還有蕁麻疹問題，用蒲公英幫他清熱解毒。治療兩年多，等到他很穩定，這些症狀都沒有的時候，他的白血球也下降了。

所以，**針對慢性的骨髓性白血病、慢性的淋巴性白血病，中醫**

就是以穩定免疫系統為目標來治療。

最棘手的急性血癌，化療期間側重補氣

急性白血病在發病的時候，通常都發燒得很厲害，身體火氣已經在發作了，若此時身體發生許多感染，可能伴隨敗血性休克。如果光用中醫治療的話，會施以清熱解毒的玄參、連翹、板藍根、大青葉等，先讓病人退燒。

現在西醫治療已經非常明確，所以一發燒送急診，抽血檢驗很快就會發現白血病，用骨髓穿刺確定是哪一型白血病之後，就會馬上打化療藥物。因為這些癌細胞很毒，又深入在骨髓裡，所以都要打很重的化療藥物；由於化療藥物都是偏寒涼的藥性，所以這時候中醫不太需要再給病人清熱解毒的藥物。

在中西醫配合期間，中醫通常是補病人的虛損，補腎氣的藥物

放很重，讓病人的身體能承受化療。過去很多得血癌的病人，是被化療打敗的，因為在化療之後，血球低下長不回來，於是發生敗血性休克往生。中西合併治療，可以盡一切可能去預防這樣的狀況。

一位急性血癌病人，剛打完化療，人還可以走動，雖然有發燒，但沒有不舒服，我就開始給大劑量的補藥，黨參、黃耆、白朮、麥門冬、黃精、雞血藤、山茱萸。旁邊的住院醫師很疑惑：「病人看起來沒有很虛，講話都比旁邊陪病的家屬大聲，為什麼補藥放這麼重？」我跟他說：「三天以後你就知道。」結果三天之後，病人的血球一直下降，三天前還能走來走去，講話很大聲，現在已經開始拉肚子，躺在床上飯也吃不下。那位住院醫師才終於知道，為什麼我要趁病人才剛打化療藥，腸胃道還沒有損傷的時候，就先趕快把補藥放下去，讓病人可以吸收。這是因為預期他的身體狀況會愈來愈虛，未雨綢繆，事先預防，讓他的身體有本錢去應付之後的損傷。

因此，在中西醫配合的這個階段，清熱解毒藥不會放太重，反而要放補氣藥。

化療後調養臟腑功能

比較重要的是，如果是已經打完化療，抽骨髓都已經看不到癌細胞，不代表痊癒，因為復發機率很高；所以，**後續的保養，不僅要緩解化療後的臟腑損傷，也要預防復發。**

有一位病人吃標靶藥物，肝指數一直上升，主治醫生跟他說，如果肝指數降不下來，就要做肝切片了。他很害怕，不想做肝切片，就來找中醫。這種因為標靶藥物引起的肝腎功能損傷，可以用一貫煎、五味子、生脈飲、枸杞子來緩解。後來，他肝指數穩定到幾乎正常，可以繼續吃標靶藥物，也不用做肝切片了。

還有一位病人，打化療藥物打到已經沒有癌細胞了，然後要做骨髓移植，但是要做骨髓移植的前夕，他確診新冠肺炎，醫生告訴他必須等到轉陰後才能做骨髓移植。但是他的身體免疫系統很差，一、兩週過去，快篩兩條線都還是很濃，他很焦慮，怕再拖下去，等到癌細胞又跑出來，那前面的化療不就白打了？他找中醫求救，我幫他開了一些當歸芍藥散、荊防敗毒散、羌活勝濕湯，這些都是調節免疫系統的藥物；一週之後，他就轉陰了，可以順利去做骨髓移植。

Q&A 診間答客問，一次講清楚

Q：想要提升抵抗力，接受化療的同時，能吃益生菌嗎？

A：不行！因為不知道這些好菌在體內會不會變壞菌，有可能會變成致病菌，所以千萬不可以吃。

Q：哪些人是血癌的高危險群？

A：接觸化學物質絕對是一個原因；另外，常熬夜、爆肝工作，屬於氣陰兩虛的人，都是高危險群。

第三十章

多發性骨髓瘤

在病情的慢性期，中醫的治療原則會以補腎、清熱解毒、祛瘀化痰為主。

很多人聽到癌症就心驚膽跳，畢竟每四分多鐘就有一人罹患癌症，誰都不希望周遭親友或自己得病。尤其多多少少聽聞癌症的治療過程中，化療副作用讓病人痛苦不堪，更讓人聞癌色變。

尤其像多發性骨髓瘤，很多是發生在老年人身上，中醫可以怎樣介入治療，讓這些病人有足夠的精力負荷化療，並且幫助緩解不適呢？

認識多發性骨髓瘤

多發性骨髓瘤是一種血液癌症，是因為在骨髓裡面的一種免疫細胞，也就是漿細胞，不正常的增生、癌化所形成的血液腫瘤。

漿細胞，亦稱為B細胞，是分泌我們身體各式各樣抗體的一種白血球，作用是去抵抗外來的病毒和細菌。但是當它癌化之後，就會產生很多不正常的抗體，攻擊我們身體很多的器官，所以「多發性」的意思，是指它的病灶通常不只一處。

多發性骨髓瘤的病人，表現的症狀包括因貧血導致頭昏、乏力，以及常覺得疲累、食慾不振、體重減輕等，此外，還有以下這些症狀：

・腎功能異常

多發性骨髓瘤病人有時不是因為異常增生的漿細胞抗體造成的

免疫攻擊而影響健康，而是過量增生的抗體，會在身體許多通路造成阻塞；腎臟是最大的水道通路，所以大部分塞在腎臟，導致腎功能損傷，造成水腫，甚至是腎衰竭、尿毒症。

・溶骨

因為一直過度產生抗體，而產生抗體需要鈣質作為原料，身體儲存最多鈣質的組織就是骨頭，身體會大量地把骨頭的鈣溶出來。所以，多發性骨髓瘤患者拍X光，頭蓋骨就像爆米花一樣，一個洞一個洞。

・痠痛

當溶骨開始發生，骨頭就會變得脆弱。患者容易有各式各樣骨頭痠痛問題，並且容易骨折。有一位年長女性，只要一變天，關節、腰部就痛到不行；而且稍微做一下家事、擦一下地板，就會扭到腰；這些都是屬於中醫的骨痹、腰痛、虛勞。

‧高血鈣

因為鈣一直被溶出來，但是一下子身體又用不了這麼多鈣，血液中有過多的鈣，變成高血鈣症，造成神經的異常，像是癲癇；甚至引發心臟發炎。

總之，多發性骨髓瘤不容易初步診斷，多發性骨髓瘤的症狀，有時候一開始跟老化很像，需要一些診斷過程並處理相關的衍生症狀。像腎臟會先出問題，所以被轉到腎臟科；或是轉到內分泌科治療高血鈣；這是西醫可能的診斷歷程。有病人一開始因為壓迫性骨折，腰一直很痛，就先去看骨科；然後輾轉發現怎麼老是在骨折，又併發出其他像是腎功能問題等，後來發現原來是多發性骨髓瘤。

調伏腎虛、血瘀、痰毒

多發性骨髓瘤在病情的慢性期，中醫的治療原則會以補腎、清熱解毒、祛瘀化痰為主：

．腎虛

多發性骨髓瘤的病因是在骨髓裡面。中醫認為腎主骨生髓，所以有腎虛問題的人，當年紀愈來愈大，腎氣會愈來愈弱，因此，此癌症也好發在中老年人。

．瘀毒

骨髓裡面的癌細胞，一直在瘋狂製造抗體，這在中醫來說，就是一個毒；抗體又到處引起血管的栓塞，就叫做瘀。

．痰毒

製造這些抗體，會產生很多高血鈣，血鈣在身體裡面到處跑，讓血液濃度很濃。這些不恰當的液體，堆積成高濃度的狀態，在中醫來說就是痰，所以多發性骨髓瘤也是痰毒。

多發性骨髓瘤有很多藥物可以治療，也能做自體骨髓移植，但是比較多的病人是處在慢性期，需要長期吃化療藥物控制病情，延緩惡化，這時，**中醫介入的目的，是去緩解因為疾病或化療副作用造成的不適，維持生活品質。**

多發性骨髓瘤的化療藥物之一「賽得」（Thalidomide），有一個副作用是引起腸胃道不適，有些病人會便祕、食慾不振、拉肚子；或手腳麻木，末梢關節痠痛；或是下肢水腫等。這些在中醫來說是痰濕，可以用五苓散、防己黃耆湯，緩解化療藥物引起的腸胃道症狀和水腫問題。

前幾年，有一位病人來找我，他一吃抗癌藥物，肚子就脹痛得很厲害，讓他非常不舒服。我用大劑量的厚朴幫助調理腸胃，用理中湯、桂枝湯，助腸胃的蠕動機能正常，不受化療藥物的損傷，後來病人就再也沒有因為腹脹的問題，影響吃化療藥的意願。基本上，是因為中醫幫助緩解副作用，讓病人可以吃進足夠劑量的抗癌藥物。有些年輕人體質好，一天可以吃四顆，有些人連一天吃一顆都覺得很吃力，就變成兩天吃一顆；劑量不夠，殺癌細胞的效率就不好。

很多人受化療副作用所苦，卻不知道可以用中醫處理，就默默忍受。但藉由中醫的介入，可以讓身體能承受抗癌藥物的劑量；再依據中醫的病理機轉，針對腎虛、血瘀、痰毒去處理，讓癌細胞進一步受到抑制；在這樣中西醫搭配的治療下，效果更佳。

強化生活中的自我照護

多發性骨髓瘤病人骨質疏鬆得很厲害，以前拖地、搬桌子都不會有事，現在因為骨質變得很脆，只是輕輕搬一下，就可能出現壓迫性骨折；或者因為骨頭沒有力氣，必須要用肌肉，但肌肉長期在過度用力的狀況之下，很容易在一個多餘的動作時扭到腰；所以建議不要再做這些負重的事情。

飲食方面以熟食為主，不要生食，以減少感染的機會。此外，補充高蛋白，增加身體修復能力。可以吃養胃氣的糜粥；糜粥的做法就是將米用電鍋煮熟，再放入鍋中煮至米粒化開，加些高麗菜、雞蛋，並用鹽調味。若有反胃情形者，可再加入三到五片薑片，可改善食慾。

Q&A 診間答客問，一次講清楚

Q：老年人也可以做自體幹細胞移植嗎？

A：現在自體幹細胞移植的傷害性並不大，比較大的問題是，有些老年人腎氣不足，比較收不到足夠的幹細胞做移植。中醫可以幫忙，讓患者吃比較強的補腎藥，像是巴戟天、淫羊藿、肉蓯蓉，把腎氣補足，幹細胞可以長得順利一點，第二次再去收幹細胞就沒問題了。

所以，當然可以做自體幹細胞移植，主要不是年齡，而是要看病人的體能狀況。就算已經七十歲，但他的生活質量指標很好，心肺功能也很好，其實還是可以做。

Q：多發性骨髓瘤這個疾病讓骨頭脆弱、易骨折，吃大量鈣片有用嗎？

A：沒有用，因為多發性骨髓瘤的病理機轉，就是把骨頭裡面的鈣溶到血液裡，若又再吃進一堆鈣，會讓血鈣更高。所以其實不是吃鈣，而是要控制這個疾病，停止讓骨頭的鈣被不恰當地溶解出來。

Q：骨頭疼痛，中醫有止痛方法嗎？

A：有的。可以開立補腎藥物，像骨碎補，可以止痛、強筋骨；另外可以開通痹的藥物，像杜仲、續斷、獨活寄生湯；這些都可以幫助緩解骨質疏鬆的痛。

第三十一章

腦轉移

中醫透過祛風祛火的方式，治療腦轉移、腦瘤急性壓迫、腦水腫的症狀，效果的確很好。

有一天，我的門診來了一位年輕人，他看起來很健康，卻含著淚跟我說，他是某某的兒子，他媽媽今天沒辦法過來看病，因為她住院了。我嚇了一跳，他的母親是肺腺癌末期患者，一直控制得不錯，兩週前來我的門診時還好好的，怎麼就住院了呢？他說他媽媽有一天早上醒來突然沒辦法說話，人變得痴呆，很快就送去醫院，經過檢查發現肺腺癌已經腦轉移，西醫也束手無策，只好安排他媽媽轉會診，住進安寧病房。

像這樣腦瘤轉移的危急案例，中醫介入可以幫什麼忙？發揮哪些作用？

腦轉移的中醫觀點

許多癌症的腫瘤到了後期都會轉移到腦部，腦腫瘤慢慢分化、長大，局部壓迫到腦室，導致患者逐漸昏迷。腫瘤在生長分化期間有個特點，會不斷釋放出強烈的發炎物質，被影響的部位不只是腦部那顆瘤而已，發炎物質還會浸潤侵蝕周邊正常的腦組織，導致周邊組織腫脹發炎潰爛，腦部的功能因此受損。

腦瘤的治療原則，就是不要讓腦部受到這些發炎物質的干擾，讓腦部回復正常訊號，腦細胞就得以發揮正常功能。西醫的治療策略就是以標靶藥物或電療控制腦轉移。

我請這位患者的兒子趕緊會診中醫。看診當天雖然是星期六，但因為病人的病況危急，我下診後立刻去看她。當時這位病人已經不會講話，也不認得我是她的醫師了。因為腦瘤過度壓迫病人的腦部，造成顱內壓升高，引發嘔吐反應，所以她不太能吃；勉強吃了不久也會吐，服用的標靶藥物也全部吐出來。她又因為身體很虛弱沒辦法打化療藥物，西醫該做的都做了，仍舊無法改善，束手無策之下，只好把她轉會診安寧緩和病房。

像這種突然昏迷的情況，在中醫的診斷，屬於「風火上攻頭目」的證型，因為風性輕揚，具有向上向外、升發開洩的特性，容易侵犯人體的上部。《黃帝內經》說：「傷於風者，上先受之。」頭面部的疾病就易受到風邪攻擊，然後風邪又夾伴火邪「火性炎上」，風火相煽，病邪就像一股颶風襲來，又急又快，而燎原之火也趁勢蔓延不盡。因此，這位病人前一天晚上還意識清楚，整個人好好的，隔一天醒來馬上認不得人，這種突如其來的急性症狀，就是屬於中醫的「風火上攻頭目」。

祛風祛火，中醫介入腦轉移治療

這種「風火上攻頭目」的證型，我會開立很重劑量的澤瀉，這是瀉痰火的藥；搭配夏枯草、石決明、川牛膝，再用一些川芎引入腦部；因為她有肺腺癌，我也用大劑量的抗癌藥龍葵。隔兩天到了週一上午，我開了藥方請中藥局趕緊煎煮。中午十二點多患者吃了中藥，因為她吃東西都會吐，所以下午我請住院醫師去病房看她用藥的情形。住院醫師下午三點去看她的時候，她已經恢復清醒，會講話，也不會吐了，可以開始進食。隔天星期二我去查房，她本來覺得頭很暈，吃了中藥之後，頭比較不暈了。持續吃了七天的中藥之後，西醫看她恢復得不錯，就開始積極幫她做腦瘤的電療治療。

像這位患者本來是「風火上攻」，屬於火症、痰症夾雜的證型，而電療又是一個很強大的放射線能量，做完電療後，會讓患者的火症加劇；因此，我用滋陰潛陽的地骨皮、秦艽、生地黃，讓她在做電療的前一天開始服用中藥，以及當日進治療室做電療之前，再服用一包中藥，果然成功緩解電療不舒服的症狀。

這個案例原本已經嚴重到轉安寧病房，西醫已經沒有任何積極的抗癌方法可以治療，中醫透過祛風祛火的方式，治療腦轉移、腦瘤急性壓迫、腦水腫的症狀，效果的確很好。為什麼中藥可以發揮關鍵作用呢？因為大部分的藥物沒有辦法通過血腦屏障，我們吃進去的西藥或者是打點滴，都在血液循環裡，沒辦法進入腦循環；但很多中藥都可以入腦，像川芎、天麻，可以帶治療的藥物通過血腦屏障，引入大腦。我把這樣的用藥策略，實際應用到這位腦轉移患者的身上，收獲相當好的療效。

現在這位患者恢復得很好，每週準時回門診，不久前她還說要回學校上班，我建議她不要太累。後來她跟學校協議，每天去上半天班就好，繼續遵循中醫的養生原則。

Q&A 診間答客問，一次講清楚

Q：腦轉移會有哪些早期徵兆？

A：腦轉移的早期徵兆可能包括頭痛、視力模糊、記憶力減退、以及肢體無力等。有些患者可能會出現突然的性格變化或情緒波動，這是由於腫瘤壓迫大腦的不同部位所引起的。在中醫的觀點，這些症狀通常是由於風邪入腦所引發，應該及時配合中西醫共同診治，早期發現病情、早期診治，會有比較好的效果。

Q：中西醫如何緩解腦轉移引起的頭痛？

A：腦轉移引起的頭痛通常是由於腫瘤壓迫，導致腦部水腫或炎症所致。西醫治療上，通常會使用類固醇藥物來減輕腦部的水腫和壓迫，從而緩解頭痛。必要時，還可能使用止痛藥物來控制疼痛。

在中醫的治療中，可以使用一些清熱、鎮痛的藥物來緩解症狀，如夏枯草、石決明、以及川芎等。這些藥物能夠幫助降低炎症，減少腫瘤對腦部的壓迫，從而有效緩解頭痛。此外，針對不同的證型，中醫還會根據病情搭配其他藥物進行調理，如滋陰潛陽藥物搭配西醫電療，能減輕治療引起的不適。

第三十二章

安寧緩和治療

中醫介入的目的，是讓病人「好過」，緩解痛苦；如果病人真的有離開人世的意志，中醫給的能量，也讓病人得以「好走」。

住進安寧病房的病人，寧靜地等待最後一天到來。很多人會問：「這個時候積極治療，對他來說有意義嗎？中醫師在安寧病房能做什麼？是不是只要打止痛藥就好了？」其實不是！癌末病人因為病情已經沒有辦法緩解，身體很不舒服、會很痛。中醫雖然不能消除腫瘤，但可以盡力在病人生命的最後一段時光，讓他有良好的生活品質。

我有一位在安寧病房的病人，經過中醫治療之後，精神、體力變好，再吃西醫的止痛藥，比較感覺不到疼痛。

他雖然氣血慢慢衰退，但還是可以維持運作，白天還跟家人談天、曬太陽，晚上就安詳地走了。這是理想的告別，也正是中醫介入的目的，希望每一個生命的離開，都可以這麼平靜安詳。

在安寧緩和治療中，中醫是怎麼做的？

幫助安寧病患消水腫、提振食慾

癌末病人因為循環、食慾都變差，沒有辦法攝取過多的水分，又容易水腫，更不想喝水；中醫可以設計一套處方，讓他的水分代謝變好。

也許有人會說打利尿劑就好了！但是利尿劑是把血管裡的水引

到腎臟，藉由尿排出來；如果病人身體多餘的水分不在血管裡，而是在組織之間，例如手腫、臉腫，那是淋巴水腫，沒有辦法經由利尿劑把水利出來，中醫就會用化痰利水的方法，幫助安寧緩和治療的病人。

有一位乳癌末期病人，身體極瘦，可是腳卻腫如象腿，下肢淋巴水腫得很厲害，把皮膚都撐破了，痛得影響食慾，她對生命很絕望。我用中藥的清平散讓她外敷；又用具有收斂、利水功效的兒茶、青黛，讓她噴在破皮的小泡泡上，後來小泡泡塌陷萎縮，也沒那麼痛；經過一週之後，淋巴水腫情況就緩解了。

中醫介入治療安寧緩和癌末病人，不僅水腫有解，提振食慾也有方。

有些人認為，不要給癌末患者進食，因為肚子會脹；也不要打點滴，以免加重水腫的情況；不進食也不喝水，讓他慢慢走向生命的凋零。但是病人可能還有意識，想要跟家人聊天，若不進食也不喝水，連回應表達的力氣都沒有，他會變得更沮喪，其實並不快樂。

中醫治療的目標，是想辦法讓病人稍微恢復一點進食的能力，只要病人可以吃點東西，肚子也不會太脹，對家屬來說是很大的安慰。這時再給他一些健脾補氣的藥，有助於提升癌症患者晚期的生活品質。

一位胰臟癌末期的病人，癌細胞轉移到全身，食慾很差、很疲累，極不舒服。她是一個單親媽媽，女兒很叛逆，雖然關心媽媽，但還是一天到晚跟媽媽吵架，後來媽媽虛弱到無法講話，女兒很不捨也很後悔。我開了三味藥：半夏、乾薑、吉林參，讓這位媽媽的消化系統強壯起來。中西醫合療之下，她的白血球回到正常值，可以吃東西，有了體力，也能和女兒說話。後來，她在離開前，和女兒擁抱和解，母女倆都沒有遺憾。

讓病人的最後時光好過

有些人認為癌末病人已經快要走了，這個時候身心痛苦，再給他補氣養血藥，不是讓他多活一段時間，延長他的痛苦嗎？其實不是。如果病人的時間到了，再多的藥物都沒有辦法延長生命。從中醫的觀點，人是由精氣神主導，心主神明，「神」就是意志，當一個人的意志要離開，再怎麼給他補氣養血的藥物，都還是會走。

一對老夫妻同時罹患癌症，阿嬤是腎臟癌末期，阿公是攝護腺癌末期。我用中藥緩解他們的不舒服，原本都控制得很穩定，後來阿嬤往生，阿公非常傷心，一直說要跟她一起走。我再怎麼給他中藥，他就是傷心，怎麼樣都沒有發揮預期的藥效；很快地，他開始喘，短短一週就離開了。所以，中醫給藥並不是在違背生命的意志，如果病人的求生意志很強，還想要跟家人有一些相處時間，這些藥物就有幫助；就算病人已準備要離開，中藥的能量也能讓病人走得安詳寧靜。

要突破生與死的介面，在中醫理論來說，是需要能量的！有些人因為能量不足，走得很不順暢。我有個患者血壓降低，呼吸衰竭，很痛苦地喘了兩、三天還是走不了；這時，給他一些中藥，幫助他提升能量，下午就往生了。這是催命藥嗎？當然不是！中藥能給他能量，讓他突破生死的介面，就可以走得順暢。所以，其實中醫並不是在幫助他延長生命，而是讓他的氣血運暢，並在他的意志取決下，看是要拿來維持肉體生命，還是要突破生死介面，平順地離開這個世間。

有些得道高僧，會特別交代弟子自己什麼時候要走；還有的說，活到八十歲就要走，因為弟子一直懇求，他才說那再多活五年，後來他真的在八十五歲圓寂。我有很多癌症病人也是這樣，他們住在安寧病房，有一天自己告訴家人：「我好像差不多可以走囉！」一過兩天真的就往生了。

所以，中醫在安寧病房介入的目的，就是讓病人「好過」，離開前，生活品質良好，痛苦可以緩解。如果病人的意志選擇真的要離開了，中醫給的能量，得以讓病人「好走」。

Q&A 診間答客問，一次講清楚

Q：如何申請中醫安寧居家照護？

A：政府有提撥經費讓醫院中醫部、中醫診所提供居家醫療服務，但必須由醫療院所主動向健保局申請。所以，並不是每一家都有，可以向醫院或診所詢問。

Q：癌末病人已經嚴重水腫了，再喝水藥會不會更腫？

A：我的做法是，把藥煮得很濃，每次給他十五毫升，吞一口水的量而已，一天喝四次，總共才六十毫升。而這六十毫升的水，可以讓身體利出腫在周邊組織多餘的幾百毫升的水，對身體只有好處；又因為每次喝的量很少，不會造成腸胃太大的負擔。

Q：任何中醫師都能進行安寧緩和治療嗎？

A：治療癌症是專精的學問，除了要具備西醫的知識，能處理一般內科問題，還要加上能處理重症患者罕見又嚴重的狀況，再結合中醫治療腫瘤的學理經驗。因此，訓練時間長，要具備的知識也比較多，不一定所有的中醫師都能進行，就診前還是要先了解醫師的專長。

結語

當年，爺爺以他的苦痛教育了我

「生如夏花之絢爛，死如秋葉之靜美。」印度詩人泰戈爾的詩句，是我感觸最深的一句話。我是醫生，也是病人的家屬，每次看見病人因病受苦，以及家屬無助的眼神，多年前爺爺住院的情景，就會浮現在腦海⋯⋯。

爺爺當初被診斷出罹患血癌，住進醫院接受治療，但因爺爺年事已高，身體又有各種因素，因此很多西醫的積極療法都用不上。他在醫院突發了幾次腦中風，腦水腫的情況非常嚴重，整個人神智不清，手腳也不能動。每次去看爺爺，他很費力地睜開眼睛看著我，我知道他有話想說，卻說不出來。當年我還是西醫實習醫師，眼看著爺爺受苦卻無能為力，內心感到極大的折磨與煎熬。

爺爺的最後一刻，我在病床前跟他說，我以後要成為中醫師，而且是往癌症以及腦瘤、腦傷等導致昏迷的重症專科發展。我現在幫不了爺爺，但是如果以後能幫助更多像爺爺一樣的病人，讓他們因為我的治療而過得舒適一點，所有的功德都迴向給爺爺。我相信，我的這番話，爺爺都聽到了。

我告訴主治醫師，我可以幫爺爺拔管，我是他的孫女，讓我來做，我可以。我握著爺爺的手，看著他斷氣，我的眼睛已經因為淚水而模糊了……。

以中醫所學，看見生命的奇蹟

我當時雙主修中醫和西醫，因為陪伴爺爺走過最後一段路，深刻體會在生命的末期，西醫能做的其實有局限，而中醫能讓病人在最後時光舒適安詳，甚至只有短暫片刻的清醒都好，讓他可以有機會與家人互動；這不僅僅是幫助病人，也是幫助他的家人內心不再有遺憾。

我抱持著這份心願走上中醫重症這條路。當年爺爺用他的苦痛教育我，讓我期望透過醫療服務，緩解心中的那份遺憾；但是當我愈來愈深入中醫，發現中醫不是只能緩解遺憾而已，而是真的可以扭轉生命。很多不能做化療，或者只能在安養中心度過的病人，在中醫介入，與西醫聯手共治的情況下，病情真的好轉了。

其實我有家族癌症史。爺爺罹癌過世幾年之後，爸爸也罹患膀胱癌、媽媽罹患乳癌，我都用中醫的療法，讓他們在接受西醫治療及後續的調養時，身體的狀況是穩定、舒適的。就在這十幾年來，我從病人及家人身上看見生命的奇蹟，有許多人可以平安回到家裡，甚至重返社會，回歸日常生活。

根據衛福部在二〇二二年公布的統計數字，每年新增癌症病友十萬多人，每四分多鐘就有一人罹癌。癌症已是全球死亡主因，面對癌症殺手，其實中醫可以做的事，比一般人所知的還要多很多！

正準備接受西醫手術，或化療、電療等治療的癌症病人，可以透過中醫介入，提升治療正作用，同時緩解各種令人不適的副作用，讓病人可以順利完成整個療程；後續的調理，中醫也有辦法協助病人恢復正常生活。

為什麼中醫可以發揮這麼大的療效？**因為中醫有體質的觀點，我們會根據個人不同的體質，使用不同的藥物來修復身體，所以是非常個體化的醫療。**正是因為個體化，所以非常靈活，能夠幫助扭轉個體差異，讓西醫的治療可以發揮效果，或是重新啟動身體的修復能力。我還會告訴大家，如何用中醫的方法調整體質，讓自己保持在健康的狀態，預防癌症，或萬一罹癌也能避免發展到重症階段。

西醫可以在病人情況危急時立即搶救，但如果治療過程有中醫師介入，將中西醫理論結合，讓西醫師可以發揮專長，同時也讓中醫的療效更加放大；再加上中醫獨有的體質調理，能把患者體內的邪氣抵銷。現在國內許多大型醫院設有中西醫結合治療中心，會有中醫師協助有需要的病人做中西醫搭配，這一點很重要，千萬不要病急亂投醫。

國家圖書館出版品預行編目（CIP）資料

中西合療，抗癌逆轉勝／莊佳穎著 . -- 第一版 . -- 臺北市：天下雜誌股份有限公司 , 2024.11
320 面 ; 14.8×21 公分 . --（美好生活 ; 51）
ISBN 978-626-7468-56-2（平裝）

1.CST: 癌症　2.CST: 中西醫整合

417.8　113014335

美好生活 051

中西合療，抗癌逆轉勝

作　　者／莊佳穎
封面與內頁版型設計／FE工作室
內頁排版／邱介惠
責任編輯／黃惠鈴

天下雜誌群創辦人／殷允芃
天下雜誌董事長／吳迎春
出版部總編輯／吳韻儀
出 版 者／天下雜誌股份有限公司
地　　址／台北市 104 南京東路二段 139 號 11 樓
讀者服務／（02）2662-0332　傳真／(02）2662-6048
天下雜誌GROUP網址／ http://www.cw.com.tw
劃撥帳號／01895001天下雜誌股份有限公司
法律顧問／台英國際商務法律事務所・羅明通律師
製版印刷／中原造像股份有限公司
總 經 銷／大和圖書有限公司　電話／（02）8990-2588
出版日期／2024 年 11 月 6 日第一版第一次印行
　　　　　2025 年 1 月 10 日第一版第二次印行
定　　價／500 元

書 號：BCCN0051P
ISBN：978-626-7468-56-2

直營門市書香花園　地址／台北市建國北路二段6巷11號　電話／02-2506-1635
天下網路書店　shop.cwbook.com.tw　電話／02-2662-0332　傳真／02-2662-6048
本書如有缺頁、破損、裝訂錯誤，請寄回本公司調換

天下雜誌出版
CommonWealth
Mag. Publishing